KB170032

# 호르몬과
# 건강의 비밀

### 한번 알아두면 평생 써먹는 **호르몬 건강법**

*Meine Hormone – Bin ich ferngesteuert?*

Published originally under the title:
*Meine Hormone – Bin ich ferngesteuert?* By Dr. Johannes Wimmer
ISBN 978-3-8338-6687-6 © GRÄFE UND UNZER VERLAG GMBH, 2018
All rights reserved.

Korean Translation copyright © 2020, Hyundae Jisung
The Korean edition is published by arrangement with GRÄFE UND UNZER VERLAG
GMBH through Literary Agency Greenbook, Seoul.

한번 알아두면 평생 써먹는 **호르몬 건강법**

HORMONE
HORMONE
HORMONE
HORMONE
HORMONE
HORMONE

# 호르몬과 건강의 비밀

요하네스 뷔머 지음 I 배명자 옮김

현대
지성

# 차례

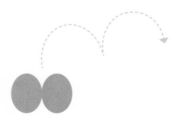

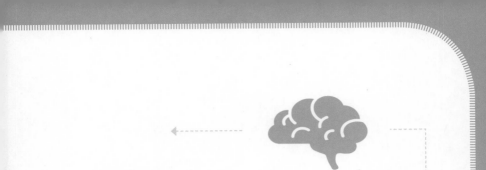

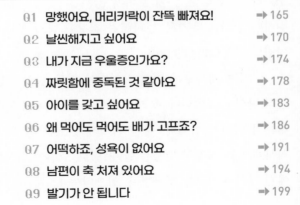

독자 여러분!

이 책은 우리의 모든 행동, 성장 발달, 감정을 결정하는 흥미진진한 호르몬의 세계로 여러분을 안내합니다. 천 개가 넘는 호르몬 중에서 핵심 중의 핵심 13개를 선별해 재미있게 소개해보겠습니다. 눈에 보이지 않는 호르몬을 균형 있게 조절하여 건강을 유지하고, 나빠진 건강을 다시 찾는 구체적인 방법도 알려드리겠습니다.

저는 의사로서 인체의 비밀과 작동 원리를 밝히는 데 무척 관심이 많습니다. 우리는 자기 몸 안에서 무슨 일이 벌어지는지 알아야 합니다. 이런 지식이 있으면 진료받으면서도 의사에게 더 적절한 질문을 할 수 있고, 그러면 의사는 여러분에게 최적의 치료를 제공할 수 있으니까요.

의학은 머리 좋은 의사나 의료진만 공부하는 전문 영역이라 끔찍하게 어렵다는 선입견이 있는데, 평범한 사람이 우리 몸의 신비를 탐구하는 재미가 얼마나 큰지 보여드리겠습니다. 알면 알수록 놀라운 호르몬에 관한 새롭고 신선한 지식을 많이 얻고 호르몬의 노예가 아니라 주인이자 친구로 살아가는 팁을 많이 얻으시길 바랍니다.

요하네스 뷔머 박사

J. Wimmer

1부.

# 호르몬의 재발견:

인생이 바뀌는 호르몬 자조自助 프로그램

# 1장

# 내가 호르몬의 노예라고?

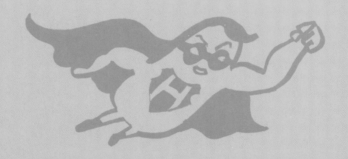

초능력을 가진 초미니 요원이 우리의 모든 것에 관여한다.
기력, 기분, 의욕, 성욕, 체형, 심지어 늙어가는 방식까지!

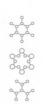

"호르몬 때문이야!"

이 한 마디면 설명이 끝난다. 왜 여자들은 생리 때마다 짜증이 늘까? 당신은 왜 영화를 보다가 결정적인 장면에서 눈물을 쏟을까? 연인의 사랑은 어째서 섹스 직후에 더 돈독해질까? 이 모든 것이 호르몬 때문이다.

그뿐이랴. 사춘기 청소년의 얼굴에 여드름이 나면, 첫눈에 사랑에 빠지면, 때때로 온통 섹스 생각만 나면(이것은 대체로 남성 호르몬 때문이다), 그 배후에는 여지없이 호르몬이라는 녀석이 숨어 있다.

이게 전부가 아니다. 갑자기 패스트푸드가 미치도록 먹고 싶거나 반대로 아무것도 먹고 싶지 않은 때도 모두 호르몬의 영향이다.

아직 끝나지 않았다. 갑자기 땀이 많아지면, 평소와 똑같이 먹었는데도 갑자기 살이 찌면(하기야, 언제 살이 찌는지 정확히 아는 사람이 어디 있겠느냐만), 온종일 스트레스에 시달려 죽을 것처럼 피곤한데도 밤에 깊은 잠을 이루지 못하면, 역시 호르몬 때문이다.

**호르몬의 영향과 조종을 받지 않는 세포는 단 하나도 없다.**

이쯤되면 묻지 않을 수 없다. 내 몸의 주인은 도대체 누구일까? 나일까 아니면 호르몬일까?

## 못하는 게 없다고?

호르몬, 즉 우리 몸 안의 전달물질이 담당하는 임무와 임무 수행 과정을 설명하려면 한도 끝도 없다. 그렇지만 한마디로 이렇게 정리할 수는 있다. 호르몬이 곧 인간 자체다! 호르몬은 우리의 삶, 일상, 우리가 살아가는 모든 순간을 연출하는 영화감독과 같다. 그래서 우리가 주인공으로 나오는 인생 영화의 모든 장면에 빠짐없이 등장하며 우리가 이런 모습으로 살아가는 데 대해 책임이 있다.

너희들, 도대체 정체가 뭐니?

(미리 밝혀두건대) 이 신비한 전달물질에 관련된 수수께끼는 아직 완전히 풀리지 않았고, 과학적으로 명확히 입증된

의학 지식 외에 오해와 가정은 여전히 많은 편이다. 그래서 이 작은 호르몬들은 어떨 땐 욕을 먹고, 어떨 땐 완전히 무해하다는 판정을 받는다. 그렇다면 이제는 무대 뒤를 살펴볼 때가 되었다. 실제로 배후에서 우리 감정, 부분적으로 우리 행동과 안위 그리고 몸과 마음의 건강을 조종하는 것이 호르몬이기 때문이다.

### 거기 숨어 뭘 하는 거야?

호르몬은 신경계와 협력하여 꾸준히 몸의 균형을 유지한다. 호르몬은 태아, 유아기, 아동기, (아주 특별하게) 사춘기, 남성과 여성, … 그렇다. 우리가 태어나서 죽을 때까지 모든 일에 개입한다. 호르몬은 물질대사, 성장발달 그리고 무엇보다 우리 감정 상태를 결정한다. 호르몬이 조종하는 일들을 정리하면 다음과 같다.

- 소화
- 감정
- 체온
- 혈압
- 혈당 그리고 단 음식에 대한 욕구
- 물질대사 (뒤에서 자세히 설명하겠다)
- 성욕을 언제 얼마나 강하게 느끼고, 나중에 엄마 혹은 아빠라고 불릴지

- 수분 관리 (말하자면 언제 화장실에 가야 할지)
- 키
- 스트레스에 대한 신체 반응
- 통증 감각

정말로 호르몬은 우리의 감정, 부분적으로 우리 행동과 안위 그리고 몸과 마음의 건강을 뒤에서 조종한다. 그리고 이런 호르몬의 조합은 개인의 핵심 존재, 즉 내가 왜 이렇게 살아가는지를 좌우한다. 이 전달물질과 우리 자신을 서로 떼어놓고는 아무것도 생각할 수 없다.

## 메시지를 전달하는 물질

우리는 모두 자유의지에서 나오는 이성과 명료한 의식을 따라 자기 자신이 앞길을 결정하고 결단한다고 믿어왔다. 하지만 이제부터 그런 믿음은 버려라. 순전한 착각이다. 기껏해야 극히 작은 특정 부분에서만 그렇게 할 수 있다. 그 외 나머지 부분에서는 정확히 그 반대로 한다.

우리의 사고, 행동, 감정을 조종하는 대장은 눈에 거의 보이지 않는 물질로, 아주 잠깐 활동하지만, 활동하는 동안에는 목적 달성을 위해 몸 전체를 전속력으로 질주한다. 이 물질은 분비되자마자 체세포에 있는 특별한 목적지로 곧장 달려가 구체적인 행동지침을 전달한다.

호르몬의 목적지는 예를 들어 장이나 모근 혹은 얼굴 혈관에 있는 세포일 수 있다. 가령 얼굴에는 이런 메시지가 전달된다. "아주 중요한 자리에서, 그것도 여러 사람이 보는 앞에서 바지가 찢어졌으니 얼마나 창피하겠어. 하지만 지금은 빨개지면 안 돼."

### 극소량이지만 아주 강렬하다

아무튼, 호르몬은 강렬한 신체 반응을 일으키기도 하는데, 그때 0.000001그램 정도의 극소량만 있어도 된다. 호르몬의 임무는 신체기능을 조종하고 신체의 균형을 건강하게 유지하는 데 있다. 이를 위해 호르몬은 서로를 지원하거나 제지한다.

의학적으로 말하면, 호르몬은 제어시스템을 따른다. 호르몬이 임무를 완수해서 실제로 혈액순환이 강화되었는지는 몸이 스스로 점검한다. 목표가 달성되었으면 몸은 메시지를 보낸다. "수고했어. 이제 충분해. 목표가 이루어졌어." 그러면 혈액순환을 늦추는 호르몬이 즉시 분비되는 식이다.

이 모든 과정이 정상적으로 진행된다면, 아무 문제 없다. 작지만 영향력이 아주 강한 이 배후조종자를 더는 신경 쓰지 않고 평소처럼 살아가면 되는 것이다. 그러나 불행하게도 이 조종자가 균형을 잃으면, 우리 삶은 완전히 망가지고 앞에서 말한 모든 문제가 시작된다.

# 내 몸 안의 하이퍼루프

○

사람들은 이미 오래전부터 몸 안에 전령 같은 뭔가가 있을 거라는 막연한 상상을 해왔다. 예를 들어, 대략 400년 전에 프랑스의 유명한 철학자이자 자연과학자인 르네 데카르트(1596-1650, 아주 옛날에 남들보다 훨씬 넓은 안목을 지녔던 똑똑한 사람이었다)가 그런 상상에 몰두했다. 비록 수백 년 전부터 이미 갑상샘이나 부신 같은 기관을 알았더라도, 이런 전령이 어디에서 생성되는지는 여전히 오리무중이었다. 이런 기관은 완전히 다른 기능을 한다고 생각했다. 호르몬을 생산하는 분비샘 고장에 따른 질병 기록은 이미 고대 로마시대 때부터 있었다. 하지만 분비샘의 작고 미세한 구조 때문에 그 정확한 기능은 오랫동안 베일에 싸여 있었다. 말하자면 분비샘이 존재하는 이유를 아무도 몰랐다.

'분비샘'이라는 이름에서 '땀샘'이 연상되어, 어쩐지 크고 역겨울 것 같지만, 사실 분비샘은 대부분 별로 크지 않고 무엇보다 전혀 역겹지 않다. 솔직히 말해, 땀샘도 아주 작고 역겹지 않다. 하지만 간, 췌장, 부신은 다소 큰 분비샘이다. 여기에는 특정 호르몬을 생산하는 특별한 세포가 있다. 분비샘은 언제나 혈관과 직통으로 연결되어 있다. 그래야 분비샘에서 분비한 호르몬이 재빨리 목적지로 이동하여 중요한 정보를 전달할 수 있기 때문이다. 넓게 뻗은 기송관(氣送管) 시스템을 상상하면 이해하기 쉬울 것이다. 호르몬은 혈관을 타고

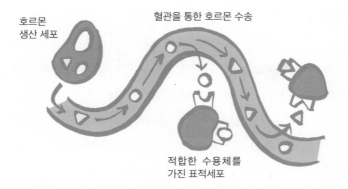

호르몬
생산 세포

혈관을 통한 호르몬 수송

적합한 수용체를
가진 표적세포

● **잘 구축된 기반시설:** 호르몬을 생산하는 모든 분비샘은 혈관과 직통으로 연결되어 있다. 그래야 호르몬이 신속하게 목적지로 이동할 수 있기 때문이다.


순식간에 목적지에 도달한다. 테슬라의 CEO, 일론 머스크가 로스앤젤레스의 지긋지긋한 교통지옥에 대한 해결책으로 고안한 초고속 운송시스템, 그러니까 미래에 사람들을 태우고 다닐 지하수송관 '하이퍼루프'를 닮았다.

### 의학사에 획기적인 장이 열리다

몸에 이런 물질이 있다는 사실을 우리는 100년 전부터 알았다. 호르몬의 발견은 의학사에 한 획을 그은 이정표가 되었다. 의학 연구에서 호르몬은 확실히 가장 흥미로운 분야 중 하나다. 이 분야를 내분비학이라고 하는데, 내분비샘(효능 물질을 체내에 분비하는 샘)과 거기서 분비되는 호르몬을 주로 연구한다. 병원에서 내분비과는 내과의 일부로 당뇨병, 비뇨기과, 부인과, 소아과와 밀접한 관련이 있으며 다른 분야와 긴밀하게 협력한다.

모든 의사의 조상 히포크라테스는 고대에 이미 분비샘과 거기서 분비되는 물질을 연구했다. 그러나 분비샘에서 생명 활동에 꼭 필요한 물질이 나온다는 사실은, 수천 년 뒤에야 비로소 밝혀졌다.

내분비학은 영국의 한 대학교 실험실에서 탄생했다. 신경계를 통한 정보전달 이외에, 정보교환을 담당하는 다른 네트워크가 몸 안에 더 있는 게 아닌지 궁금했던 두 과학자가 있었다. (기송관 시스템을 닮은 호르몬 네트워크와 달리, 신경계는 전기 시스템을 닮았다. 신경계는 몸 전체를 관통하며 번개처럼 빠르게 명령을 전달한다.)

런던 유니버시티 칼리지에서 강의했던 어니스트 헨리 스탈링(Ernest Henry Starling, 1866-1927)과 그의 처남인 옥스퍼드대학교 윌리엄 매덕 베일리스(William Maddock Bayliss, 1860-1924) 교수는 그들의 선구적인 실험으로 진짜 획기적인 결과를 얻었다.

1902년 1월 16일, 두 사람은 대학생들과 다른 학자들 앞에서 개를 마취한 후, 췌장과 연결된 신경을 끊었다(요즘 이런 실험을 했다면, 학생들이 실험 장면을 동영상으로 찍어 소셜미디어에 올렸을 테고, 이 두 생리학자는 분노한 여러 동물보호단체로부터 온갖 욕설을 들었겠지). 놀랍게도 위에서 소화된 산성 내용물이 소장에 도달하자마자, 마취된 개의 췌장 분비샘은 신경이 끊어진 상태였음에도 계속 소화효소를 생산해냈다.

두 생리학자는 위산이 소장 점막을 자극해 어떤 물질을 분비시키고, 이 분비물이 다시 췌장을 자극하여 특정 소화 효소의 분비를 촉진한다는 사실을 알아냈다. 스탈링과 베일리스는 이 분비물을 '세크레틴'(Sekretin)으로 명명했다. 하지만 두 사람은 이것이 전달물질이라고 생각했고, 이 실험이 호르몬 연구에서 획기적인 전환점이었음을 당시에는 몰랐다. 아무튼 그때까지 해명되지 않은 신체기능이 일종의 화학 방식으로 제어된다는 사실이 밝혀졌다.

스탈링은 세크레틴을 기반으로, '호르몬에 의한 통제'라는 아이디어를 계속 발전시켜 마침내 1905년에 "전달물질을 생산하는 신체기관에서 혈관으로 분비되어 혈류를 타고 다른 신체기관에 가서 그곳을 활성화하는 모든 전달물질을 '호르몬'이라고 부르자"라고 제안했다. 이 개념은 그리스어(그렇다, 또 그리스어다. 당시에는 그리스어로 이름 붙이기가 유행이었다) '호르마오'(*hormao*)에서 유래했는데, 대략 '자극하다' 혹은 '흥분시키다'라는 뜻이다. 이 새 이론이 내분비학(Endokrinologie)의 초석이었다. 이 개념 역시 그리스어에서 유래했는데, '내부'를 뜻하는 '엔도'(*Endo*)와 '결단하다, 구별하다'라는 의미의 '크리네인'(*krinein*)의 합성어다.

이제 매듭이 풀렸고, 시간이 흐르면서 다른 연구자들도 점차 다양한 호르몬을 발견했다. 1905년에 존 에드킨스(John Edkins)가 '가스트린'(Gastrin)이라는 호르몬을 발견하여 분비샘이 호르몬을 방출한다는 것을 증명했다. 여기서 우리는 의사들이 예나 지금이나 이해하기 어렵게 말한다는 것을 다시 한번 확인한다. 물론, 당시에는 그리스어나 라틴어를 쓰는 것이 국제 교류에 도움이 되었겠지만 말이다(그때는 오늘날과 달리 의사들 대다수가 영어가 아니라 라틴어와 그리스어를 유창하게 했다).

### 번 아웃, 당뇨병, 불면증… 너 때문이야!

호르몬을 화학적으로 분리해 내고 호르몬 구조를 특정하게 되면서 또 다른 이정표가 찍혔다. 1901년에 이미 일본계 미국인 화학자 다카미네 조키치(Takamine Jôkichi, 1854-1922)가, 부신에서 에피네프린(Epinephrin)을 분리해 내는 데 성공한 것이다. 오늘날 우리는 그것을 '아드레날린'이라고 부른다. 그 후 갑상샘호르몬 티록신(Thyroxin)이 발견되었고, 1921년에는 췌장에서 분비되는 인슐린도 발견되었다. 인슐린의 발견으로 당이 체세포를 위한 에너지로 바뀔 때 전달물질이 어떤 임무를 수행하는지가 밝혀졌으므로 이는 또 다른 거대한 연구 성과였다. 이로써 20세기 초까지 불치병으로 여겨졌던 (오늘날 '당뇨병'으로 불리는) 혈당 질환의 원인이 밝혀졌다.

시간이 지나면서 내분비학자들은 현미경으로만 볼 수 있는 호르몬들을 점점 더 많이 찾아냈다(무엇을 찾아야 하는지 알고 찾으니, 당연한 일이다). 호르몬은 극소량으로도 엄청난 효력을 냈다. 예를 들어, 남녀 성호르몬인 에스트로겐, 프로게스테론, 테스토스테론이 없으면, 소녀는 여자가 되지 못하고 소년은 남자가 되지 못한다. 사랑호르몬 옥시토신은 공감과 애정을 만들고, 임산부의 분만을 촉진한다. 스트레스호르몬 코르티솔은 우리가 압박을 느끼면서 최고의 해결책을 찾도록 돕는다. 그러나 이 호르몬이 장기적으로 분비되면, 애석하게도 우리는 몸과 마음의 탈진 상태인 '번 아웃'에 이른다.

설탕과 지방이 넘쳐나는 현대사회에서 누구든지 언젠가는 걸릴 수 있는 '당뇨병'은 '꿀처럼 달콤하다'는 뜻의 고대 그리스어에서 유래했다. 당뇨병 환자의 소변은 정말 달짝지근하다. 고대 그리스의 한 의사가 환자의 소변을 손가락으로 찍어 맛을 보고 그것을 알아냈다(정밀한 진단법이 없던 시절에는 정말 그렇게 했다. 오늘날에는 별도의 진단법이 있어 얼마나 다행인지 모른다).

현재까지 알려진 호르몬은 약 100개다. 그러나 학자들은 이보다 10배 정도 더 많은 전달물질이 보이지 않는 배후조종자로서, 우리 몸이 정상적으로 기능하도록 애쓰고 있다고 믿고 있다. 그러므로 호르몬은 앞으로도 부지런히 연구할 대상이다.

## 호르몬공장은 어떻게 운영될까?

○

호르몬의 작동 방식은 이렇다. 호르몬의 최고 보스인 시상하부가 체내 호르몬공장을 운영한다. 시상하부는 체세포의 모든 공정을 조종하는 사이뇌에 있다. 신경 및 호르몬 시스템이 이것을 책임진다.

체내 호르몬의 모든 상황 정보는 시상하부에 모인다. 시상하부는 명령만 내리는 것이 아니라, 늘 사태를 철저히 점검한다. 모든 미세한 변화를 매우 정확하게 감지하고, 즉시 새로운 전령을 (체리씨 만한) 뇌하수체로 보낸다. 뇌하수체는 전달받은 명령을 호르몬 생성 분비샘(예를 들어, 부신, 갑상샘, 난소) 등에 다시 전달한다.

## 호르몬은 어디서 와서 어디로 가는가

전달물질은 수많은 호르몬 생성세포로 구성된 갑상샘 같은 특별한 (내)분비샘에서 생성된다. 그러나 심장이나 위 같은 특별한 세포 유형과 조직 혹은 세포들이 소그룹으로 뭉쳐 있는 복부 지방조직에서도 전달물질이 생성된다.

예를 들어, 췌장에는 랑게르한스 세포가 있다(이 세포를 발견한 사람의 이름이 랑게르한스이다). 이런 분비샘 세포에서 전달물질이 출발하여 체세포의 틈새 공간에 도달하는데, 이곳으로 모세혈관이 지나간다. 전달물질, 즉 호르몬은 이 모세혈관을 통해 혈류에 합류하여 표적 기관에 성공적으로 도착할 때까지 긴 여행을 한다.

모든 호르몬이 혈류를 타고 질주하는 건 아니다. 적지 않은 호르몬이 체조직에서도 생성되어 체세포 틈새 공간을 통해 표적 기관이나 조직으로 가서 그곳의 수용체와 결합한다. 예를 들어, 수면호르몬인 멜라토닌은 조직 호르몬이다. 이런 호르몬은 목적지 혹은 목적지 인접한 곳에서 생성된다. 그래서 멜라토닌은 사이뇌(간뇌)에 있는 솔방울샘에서 생성되어 자는 시간과 깨는 시간의 리듬을 조종한다.

호르몬은 혈액에 극소량만 존재하지만 그 효력은 매우 강하다. 그러나 목적지에 도달하면 정확한 용량으로 정확히

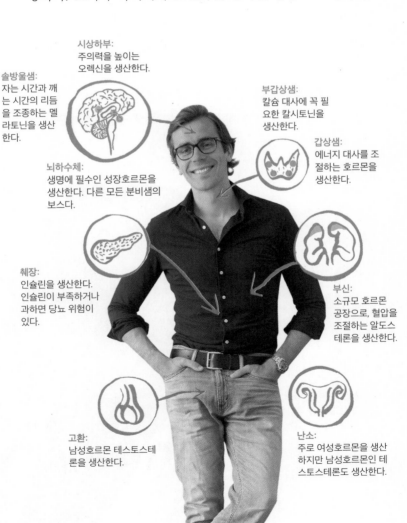

시상하부:
주의력을 높이는 오렉신을 생산한다.

솔방울샘:
자는 시간과 깨는 시간의 리듬을 조종하는 멜라토닌을 생산한다.

부갑상샘:
칼슘 대사에 꼭 필요한 칼시토닌을 생산한다.

갑상샘:
에너지 대사를 조절하는 호르몬을 생산한다.

뇌하수체:
생명에 필수인 성장호르몬을 생산한다. 다른 모든 분비샘의 보스다.

췌장:
인슐린을 생산한다. 인슐린이 부족하거나 과하면 당뇨 위험이 있다.

부신:
소규모 호르몬 공장으로, 혈압을 조절하는 알도스테론을 생산한다.

고환:
남성호르몬 테스토스테론을 생산한다.

난소:
주로 여성호르몬을 생산하지만 남성호르몬인 테스토스테론도 생산한다.

조절된 효력을 낸다. 기본적으로 연쇄반응 형식으로 작용하는데, 예를 들어, 스트레스호르몬인 아드레날린은 근육의 혈액공급을 높이고 소화기관의 혈액공급을 줄인다.

### 열쇠를 쥔 자는 누구인가?

이런 복합 시스템은 이른바 "열쇠-자물쇠 원리"를 따라 완벽하게 소통이 이루어진다. 모든 체세포에는 호르몬과 결합하는 특수 자물쇠(=호르몬수용체)가 있고, 이 자물쇠에는 특정 열쇠(=호르몬)만 맞는다.

아주 꼼꼼하게 일하는 '미니 메신저'와도 같다. 각 메신저는 고유 임무와 특정 목적지를 가지는데, 그 목적지에는 오

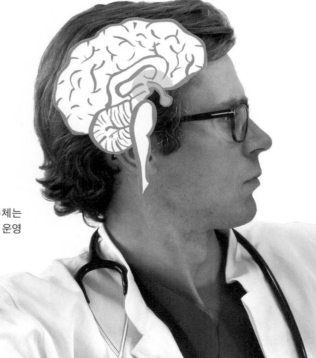

● 시상하부와 뇌하수체는 체내 호르몬공장을 운영한다.

직 특정 메신저만이 갈 수 있고, 그곳에 있는 수용체만 그 메신저를 알아보고 정보를 읽을 수 있다. 그러면서 그 정보가 표적 기관에 전달되어 효력을 미친다.

대부분 세포 하나에 여러 수용체가 있다. 그래서 세포 하나는 예를 들어, 아드레날린, 인슐린, 에스트로겐, 테스토스테론, IGF-1(인슐린유사성장인자-1), TSH(갑상샘자극호르몬), STH(성장호르몬)와 결합할 수 있다. 이런 방식으로 세포에서 점점 더 많은 물질대사 반응이 생긴다. 한편, 호르몬은 임무를 마치면, 그러니까 메시지를 전달한 뒤에는 다시 혈류를 타고 사이뇌로 돌아가 뇌하수체에 보고한다. 임무를 완수했으니 이제 생산을 잠시 중단해도 된다고 하는 것이다. 이것을 우리는 피드백이라고 부른다.

### 그들은 자기 분야의 전문가다

목적지에 가서 무엇을 전달해야 하는지를 호르몬은 어떻게 알까? 호르몬이 전달하는 모든 정보는 특수 화학 구조로 이루어져 있다. 크게 두 가지로 구분되는데, 단백질 전달물질과 지방 전달물질이다. 단백질 전달물질은 의학에서 펩티드호르몬이라고 부르는데, 인슐린, 글루카곤, 뇌하수체호르몬, 사이뇌호르몬이 여기 속한다. 지방 전달물질로는 스테로이드호르몬이 대표적이고, 성호르몬, 부신피질호르몬, 페로몬이 여기 속한다.

# 동기와 감정, 행동을 좌우하는 메신저

○

시상하부는 뇌의 감정센터(변연계) 바로 옆에서 일한다. 이런 위치 조건 때문에, 특정 호르몬은 우리의 행동, 사고, 감정에 따라 변한다. 변연계는 뇌의 발달사 측면에서 원시 구조에 속하는 영역이다. 변연계는 행동의 '동기'를 부여하는 장소이자 모든 감정의 기원이라 할 수 있고, 자율신경계와 관련 있다. 창피함에 얼굴이 빨개지고, 땀이 나거나 배에서 꼬르륵 소리가 나고, 갑자기 소변이 마렵고 긴장된다면, 그것은 다 자율신경계 탓이다. 이런 연쇄반응을 일으키라는 명령을 전달하는 전령이 바로 호르몬이다.

한 가지는 확실하다. 호르몬 없이는 아무것도 안 된다. 모든 세포와 기관이 인체 설계의 원래 의도대로 제대로 작동하려면 반드시 호르몬이 필요하다. 호르몬이 정보를 전달하기 때문이다.

### 그것은 기적이다

모든 것이 간단하고 그럴듯하게 들리겠지만, 호르몬이 우리 삶에 미치는 영향을 생각하면, 사실 지금 우리는 기적을 다루고 있다. 실제로 그들은 목적지에 도달할 때까지 아주 먼 길을 여행한다. 가장 미세한 모세혈관에서 굵은 동맥까지 모든 혈관을 합치면, 10만 킬로미터가 넘는다는 사실을 기억하자. 지구를 두 바퀴 돌 수 있는 길이다.

## 각자 자기만의 속도가 있다

순식간에 정보를 전달하는 신경과 달리, 초능력을 가진 초미니 요원은 이동하는 데 확실히 더 오래 걸린다. 예를 들어, 스트레스호르몬 아드레날린은 몇 초 안에 목적지로 질주한다. 하지만 어떤 전달물질은 몇 분에서 심지어 몇 시간까지 걸린다. 심혈관계, 뇌, 체온, 소화 등 온몸에 효력을 미치는 갑상샘호르몬은 후자에 속한다. 그러므로 이런 호르몬들은 늘 일정량을 비축해 두어야 한다. 그래야 모든 것이 원활하다.

반면 성호르몬이 소녀를 여자로, 소년을 남자로 바꾸기까지는 몇 달 혹은 몇 년이 걸린다. 인간의 성장발달에서 아주 큰 한 걸음을 떼는 일이니 그럴 수밖에! 호르몬은 매일, 매월, 매년 생성되기 때문에 측정하기 쉽지 않다. 그리고 각각의 호르몬 수치는 시간, 섭식, 스트레스 수준, 나이, 성별에 따라 전부 다르다.

자, 이제 책장을 넘겨, 호르몬 중에서도 누가 '빅 플레이어'이고 그들이 우리 몸에서 무슨 일을 하는지 알아보자.

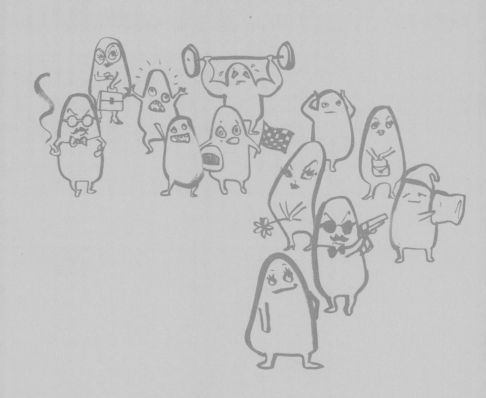

# 2장

# 13가지 핵심 호르몬 사용설명서

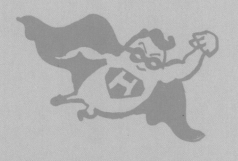

약 100개의 호르몬은 정체가 밝혀졌지만, 그 외에 수많은
배후조종자들이 여전히 정체를 감춘 채 임무를 수행 중이다.

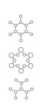

　확언하건대, 호르몬이 관여하지 않는 신체 기능은 없다. 그러므로 호르몬을 '은밀한 지배자'라고 불러도 될 정도다. 그 지배자가 너무 작아서 우리 눈에 보이지 않는다고 생각하니, 어쩐지 으스스하다. 내분비학자들에 따르면, 우리 몸에서 활동하는 미니 권력자는 대략 1,000개 정도로 추정된다. 하지만 그렇게 추측만 할 뿐, 정확히 알아내기는 어렵다. 현재 약 10퍼센트, 그러니까 100개 정도만 정체가 밝혀졌다. 인간은 이들 호르몬의 존재를 알아냈고 이름을 붙였으며 생성 장소를 찾아냈다.

　각 호르몬은 일종의 그룹으로 모여 있는데, 대략 여섯 개의 그룹이 있다. 예를 들어, 여성의 삶 전체를 결정하고 무엇보다 생식을 담당하는 에스트로겐 그룹은 그 구성원이 심지어 30개나 되고, 이들은 서로 긴밀하고 정교하게 협력하며 각자의 특수 임무를 수행한다. 또한, 여러 특수 세포들도 호르몬을 생산할 수 있다. 아직 밝혀지지 않은 미니 배후조종자들은, 인간 세상의 배후조종자처럼 이름 없이 뒤에 숨어 여전히 비밀리에 활동한다.

### 100클럽의 슈퍼스타

아주 복잡한 호르몬 시스템이 모든 신체 기능을 조종하는 가운데, 큰 분비샘 여섯 개가 중요한 역할을 한다. 시상하부, 뇌하수체, 갑상샘, 췌장, 부신, 생식샘. 이제 '100클럽'에 속하는 호르몬 중에서도 슈퍼스타라 할 만한 빅 플레이어들의 면면을 살펴보고, 그들이 우리를 위해 몸 안에서 무슨 일을 어떻게 하고 있는지 알아보자. 아마도 몇몇 호르몬은 꽤나 익숙할 텐데, 어떤 식으로든 이미

**호르몬 균형은 깨지기 쉽지만 능동적으로 그것을 막을 방법도 있다!**

만난 적이 있고 그들이 매일 당신 몸 안에서 보이지 않게 일하고 있기 때문이다.

## 성장호르몬: 소마트로핀

도핑 경험이 있는 보디빌더나 운동선수라면 이 호르몬에 익숙할 것이다. 노년에도 몸과 마음의 건강을 유지하기 위

해 실험실에서 합성된 이 호르몬을 '청춘의 샘물'로 사용하려는 안티에이징 전문가에게도 마찬가지다.

### 도핑을 하자는 건가?

미리 밝혀두건대, 이런 약물의 지속적인 효과를 입증하는 과학적 증거는 없다. 특히 인터넷에서 기적을 약속하며 약물을 판매하는 일은 전면 금지해야 마땅하다. 의학적으로 엄밀한 점검을 거치지 않았고 그 안에 무엇이 들었는지 아무도 모르기 때문만은 아니다. 설령 그것이 깨끗한 물질이라 해도 인공 호르몬 도핑은 매우 위험하고 무책임한 행동이다.

의심스러운 약물을 무분별하게 복용하다가 사망한 젊은 보디빌더에 관한 기사를 자주 접한다. 이런 물질은 확실하게 장기를 망가뜨리다가 결국 죽음이라는 비극적 결말에 이르는 경우가 많다. 그러므로 이런 물질에는 절대 손을 대선 안 된다.

### 무분별한 호르몬제 복용의 위험성

호르몬 도핑 시, 주로 소마트로핀을 인슐린, 갑상샘호르몬, 테스토스테론 같은 다른 호르몬과 함께 복용한다. 몸에 일종의 터보엔진이 생길 거라는 기대로 말이다(솔직히, 이런 호르몬 칵테일에 관해 쓰는 것만으로도 벌써 속이 메스껍다). 이런 도핑은 이중으로 위험하다. 한편으로는 시중에 유통되는 가짜 약물 때문이고, 다른 한편으로는 심한 결핍이 아닌데도 소마트로핀을 복용하면 심각한 부작용과 말단비대증(코, 귀, 손만 비정상적으로 커지는 병)이 생기기 때문이다.

## 이름도 생소한 일개 호르몬의 대단한 능력

마법의 물질을 복용하는 일은 확실히 매혹적이긴 하다. 소마트로핀 자체가 벌써 작은 기적을 가져온다. 상처를 치료하고, 힘이 강해지고, 날씬해지고, 뇌를 안전하게 지키고, 무엇보다 젊음을 유지할 수 있다.

구체적으로 이런 일을 한다.

- 상처를 아물게 한다.
- 근육 형성을 돕는다.
- 지방 분해를 가속한다.
- 뼈를 튼튼하게 한다.
- 뇌를 보호한다.
- 신체의 모든 재생, 회복, 수리를 지원한다.

소마트로핀은 주로 STH(Somatropes Hormone) 혹은 hGH(human Growth Hormone)라는 약자로 표기하거나 그냥 '성장호르몬'으로 부른다. 이 호르몬은 뇌하수체에서 생성되어 간헐적으로 분비되는데, 특히 밤에 잘 때 많이 나온다. 그래서 아직 성장 단계에 있는 아동과 청소년에게는 잠이 특히 중요하다. 소마트로핀은 조직 성장을 조종한다. 그러므로 정

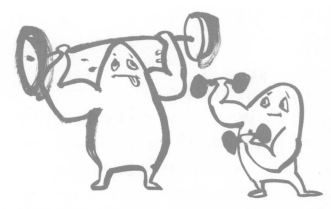

● 호르몬 도핑은 아주 아주 나쁜 생각이다. 비록 근육은 커지겠지만, 심각한 부작용으로 물질대사 전체가 방해를 받을 수 있다.

상적인 성장을 위해서는 소마트로핀이 필수다. 사춘기에 특히 많이 분비되지만, 사춘기 이후에도 우리의 건강에 중요한 역할을 한다.

더 자세히 살펴볼까? 이 호르몬은 근육이나 뼈 조직에 직접 작용하지 않는다. 받은 명령을 그저 다른 전달물질에 전해주기만 한다. 그 전달물질의 이름은 인슐린유사성장인자(IGF)인데, 초능력 요원 소마트로핀이 간세포의 특정 수용체와 결합하는 순간 그곳에서 생성된다.

소마트로핀이 얼마나 생산될지는 또 다른 초능력 요원에게 달렸다. 그 요원의 이름은 성장호르몬방출호르몬(GHRH)이고, 사이뇌에서 생성되며, 소마트로핀 생산 명령을 뇌하수체에 전송하는 역할을 맡는다. 모든 것이 아주 복잡한 과정이지만 간단하게 요약하자면, 소마트로핀은 조력자의 도움 없이는 아무 일도 하지 못한다.

## 성장호르몬이 균형을 잃을 때 생기는 일

성장을 책임지는 호르몬이 지나치게 적게 생산되면, 아이는 자랄 수 없고, 어른 역시 여덟 살 꼬마의 키로 살아가야 한다. 그러므로 1963년부터 아동의 성장부진 치료제로 소마트로핀이 사용되었다. 치료의 성공 여부는 성장판에 달렸다. 아직 성장판이 열려 있을 때 소마트로핀을 투여해야 한다. 성장판이 닫히고 나면, 소마트로핀을 투여해도 아무 소용이 없다. 다시 말해, 인공 소마트로핀을 아무리 복용하더라도, 어른은 절대 키가 자라지 않는다. 이런 치료는 반드시 아동기에 해야 한다.

반대로 소마트로핀이 너무 많이 생산되면, 거인증이 나타날 수 있다. 또한, 설령 '정상적'으로 키가 자랐더라도 소마트로핀 결핍은 중대한 결과를 낳는다. 소마트로핀이 부족하면 체지방량이 많아지고 동시에 골밀도가 떨어질 수 있다. 이렇게 되면, 골다공증이 생기고 뼈에 구멍이 점점 더 많아져서 결국 쉽게 부러진다. 근육 손실과 함께 악순환이 시작된다. 근육이 없고 동시에 체중이 늘면, 당연한 결과로 과체중에 이르고, 과체중은 병적인 비만으로 연결된다. 결과적으로 심부전, 콜레스테롤 상승, 제2형 당뇨병, 심근경색, 다양한 뇌 질환 등등 혈관과 뇌에 해로운 병이 생길 수 있다.

그러나 여기서 잊지 말아야 할 것이 있다. "이쪽에 많고, 저쪽에 적으니, 둘을 합치면 정상이다!"라는 식으로, 개개인에게 '딱 맞는' 소마트로핀 수치를 계산할 수는 없다. 인간은 호르몬의 복잡한 협업을 아직 완전히 이해하지 못했다. "아하, 그렇게 진행되는 거구나!"라고 생각하는 순간, 의사인 나는 애석하게도 '역시 사람 몸은 기계가 아니고 모든 것은 다르다'는 것을 깨닫는다.

## 마흔 살부터 뱃살이 빠지지 않는 이유

대략 40세부터 소마트로핀 생산량이 감소한다. 줄곧 성장에 집중했던 몸이 이제 조직 유지로 프로그램을 변경한다. 물질대사가 느려지고, 에너지 필요량이 감소한다. 우리는 그 결과를 거울에서 날마다 확인하고 속상해한다. 몸의 변화가 하루가 다르게 눈에 보이기 때문이다.

근육을 쓰는 활동이나 운동을 하지 않으면 우리는 30세부터 매년 약 1퍼센트의 근육량을 잃는다. 한동안 체중이 늘지 않더라도, 에너지 소비량은 감소한다. 지방세포는 근육세포보다 에너지를 훨씬 적게 소비하기 때문이다. 자연적인 노화 과정에서 호르몬 변동이 생기고, 모든 것이 더 심해진다. 여성의 경우 에스트로겐 수치가 내려가고(46쪽 '에스트로겐' 참고), 그로 인해 복부에 지방이 대거 쌓인다. 남성은 테스토스테론 수치가 변하고, 그것이 여성과 마찬가지로 복부를 더 풍만하게 한다.

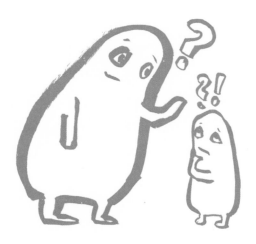

● 키가 너무 작거나 비정상적으로 크다고? 소마트로핀은 아이들을 자라게 하고, 모두가 잠들었을 때 활동한다.

### 이럴 때 도움이 된다

특정 질환에 성장호르몬이 특별 처방되기도 한다. 가령, 만성 신장질환에 따른 아동의 성장 부진 혹은 어른의 극심한 성장호르몬 결핍 시에는 대체요법으로 소마트로핀을 처방한다. 특정 유전병에도 소마트로핀을 쓴다. 그러나 이때도 역시, 두통이나 관절통, 부종, 관절강직, 근육통, 감각장애 같은 부작용이 나타날 수도 있다.

### 언제 어떻게 측정할까?

성장 장애가 있을 때, 소마트로핀 수치를 측정한다. 그러니까 키가 너무 작거나 너무 느리게 자라는 아이 혹은 비정상적으로 큰 아이, 신체 말단이 눈에 띄게 커지는 어른도 그 대상이다. 신체 말단이란 간단하게 말하면 신체 중심부에서 멀리 떨어진 데를 의미한다. 손과 발뿐 아니라 코와 턱, 귀도 신체 말단이다. 이런 질환이나 뇌하수체 질환이 의심될 때도 성장호르몬 분석이 유용하다.

### 수치로 본 소마트로핀

몸 안에 성장호르몬이 얼마나 있는지 늘 궁금했던 모두를 위해, 여기에 몇 가지 수치를 적어둔다. 궁금하지 않았던 사람은 그냥 건너뛰어도 된다. 일반적으로 소마트로핀 수치는 실험실에서 혈액 분석으로 측정된다. 채혈은 일반적으로 이른 아침 공복에 진행한다. 성장호르몬 소마트로핀의 기준값은 다음과 같다.

- 사춘기 이전: 1~10ng/ml 또는 47~465pmol/L
- 사춘기 이후: 0.8ng/ml 또는 < 372pmol/L

외우지 않아도 된다. 모든 검사결과지에는 측정값 옆에 기준값이 나와 있어 비교할 수 있다.

### 너무 많이 혹은 너무 적게?

소마트로핀 수치가 높아진 까닭은 우선 뇌하수체 문제 때문일 수 있다. 가령 호르몬을 생산하는 종양 때문에 뇌하수체가 소마트로핀을 지나치게 많이 생성하는 것이다. 그러나 채혈 순간의 스트레스 혹은 저혈당 때문에 소마트로핀 수치가 올라갈 수도 있다.

소마트로핀 수치가 낮아진 까닭은 뇌하수체의 기능 저하 때문일 수 있다. 그러나 이것은 병원에서 관련 검진을 받은 후에야 정확한 진단이 가능하다.

### 소마트로핀 자조(自助) 프로그램

소마트로핀 균형을 유지하기 위해, 당신이 직접 할 수 있는 일도 있다. 다음에 소개하는 방법에는 부작용도 전혀 없다. 성실하게 실천하면 몸 전체가 건강해진다.

○ 평소 많이 움직여라

자주 몸을 움직여라. 실천 방법은 수백 번 들었을 테다. "엘리베이터 대신 계단을 이용하라", "출근하거나 장 보러 갈 때 차 대신 자전거를 타라", "사무실에서 오래 앉아 있을 수밖에 없다면, 틈틈이 일어나 걸어라." 날마다 만보 걷기를 실천한다면, 호르몬 균형을 위해 이미 많은 걸 한 셈이다. (따로 운동하지 않고 하루 만보를 채우기란 무척 어렵다.)

○ 운동하라

정기적으로 근육 운동을 하면 당연히 근육량이 늘고 호르몬 균형도 안정적으로 유지된다. 걷기, 달리기, 자전거, 수

영 같은 지구력 운동은 근육과 더불어 혈액순환도 강화한다. 그런 면에서 등산은 좋은 운동이다. 그래서 등산을 '근지구력 운동'으로 부르기도 한다. 등산을 즐기는 사람은 젊고 활기차 보이는 부차 효과도 누린다.

○ 스트레스를 없애라

내가 가장 좋아하는 조언이지만, 나 역시 실천하기 쉽지 않은 주문이다. 스트레스호르몬 수치가 계속 높은 상태가 되면(130쪽 '아드레날린' 참고), 몸에 열이 날 때처럼 뇌하수체가 소마트로핀을 지나치게 많이 생산한다. 그러므로 일상의 스트레스를 날릴 뭔가를 열심히 찾아야 한다. 강연이나 책을 통해 이완 기술 및 호흡법을 익히고, 가벼운 운동을 곁들이면 더욱 좋다. 스트레스를 줄이는 방법으로 꾸준히 권하는 것이 요가나 기공체조인데, 이것은 몸과 정신을 유연하게 해서 부상도 막아준다.

○ 담배를 끊어라

당장, 단호하게 끊어야 한다! 니코틴은 인체에 수많은 해를 끼칠 뿐 아니라 소마트로핀 수치도 높인다.

○ 충분히 자라

첫 번째 숙면 단계 이후 1시간에서 1시간 반 동안, 뇌하수체에서 가장 많은 호르몬이 분비된다. 그러므로 충분히 길게 잠을 자서, 몸이 매일 숙면의 혜택을 누릴 수 있게 하라.

○ 단백질을 충분히 섭취하라

생선, 달걀, 우유, 유제품(특히 떠먹는 저지방치즈 '쿠아르크'는 단백질의 보고다), 가금류, 기름기 없는 육류에서 얻는 동물성 단백질이 좋다. 하루의 마지막 식사 혹은 간헐적 다이어트를 할 때 이런 음식을 권장한다. 여기에 함유된 아미노산은 수면 중에 곧장 세포의 생산과 재생에 쓰인다.

소마트로핀 분비를 위해 그리고 그 밖에 뭔가 몸에 좋은 일을 하고 싶다면, 너무 늦은 시간에 먹지 말라. 6시 이후에는 아무것도 먹지 않는 것이 가장 좋다. 일주일에 한두 번 정도 저녁을 거르는 일 역시 성장호르몬 소마트로핀 생성을 원활하게 한다.

## 천생 여자: 에스트로겐
○

어떤 식으로든 한 번쯤 자신의 몸과 성을 놓고 깊이 생각해 본 적이 있는 여자라면, '에스트로겐'이라는 단어에 익숙할 것이다. 남자들 역시 이 호르몬을 잘 알아두는 것이 좋다. 왜냐고? 에스트로겐은 남자 몸에도 있고, 특히 나이가 들면 더 많아지기 때문이다.

여성의 호르몬 균형에서 열쇠 구실을 하는 에스트로겐

은 사실 호르몬 하나가 아니라, 아주 비슷한 여러 호르몬이 모인 그룹을 의미한다. 예를 들어, 에스트론, 에스트라디올, 에스트리올이 이 그룹에 속한다. 여기서 다시 알 수 있듯이, 의사들은 확실히 단순화하는 것을 좋아하고 그래서 비슷한 호르몬들을 모두 같은 알파벳으로 시작하도록 명명했다. 에스트로겐 그룹은 모두 'estr…'라는 살짝 이상하게 들리는 알파벳으로 시작하지만, 나름 의미심장하다. 이것은 (이미 예상하듯) 그리스어에서 유래했고, 그리스어 '오이스트로'(*oistro*)에는 '감각적 열정' 혹은 '따끔거리다'라는 뜻이 담겨 있다. 이제 모두가 고개를 끄덕이며 떠올리는 바가 있으리라.

### 30개의 호르몬 집합체

에스트로겐 여성전용클럽의 회원은 총 30명이다. 여성전용클럽이라고 해서 남성에게 이 호르몬이 없다는 뜻은 아니다. 대표적인 남성 호르몬 테스토스테론이 여성에게도 있듯이, 대표적인 여성 호르몬 에스트로겐은 남성에게도 있다. (어쩌면 지금 몇몇은 속으로 누군가를 떠올릴 것이다. '그럴 줄 알았어. 그래서 그 여자가 그렇고, 그 남자가 저렇군….')

에스트로겐은 주로 난소에서 생성되지만(남성에게는 난소가 없는데?), 에스트론은 지방조직에서도 절반이 생성된다(지방조직은 남성에게도 있고, 특히 어떤 남성에게는 아주 '넉넉'해서 그들은 이 호르몬을 넉넉하게 누릴 수 있다). 또한, 부신피질에서도 생성되고, 비록 소량이지만 남성의 고환에서도 만들어진다. 임신 중에는 태반에서도 생성된다. 폐경기와 과체중일 때 복부 지방조직 역시 에스트로겐을 생성한다. 그리고 에스트로겐 그룹 구성원 중에서 에스트라디올은 특히 중요한 여성 성호르몬이다.

### 오페라의 프리마돈나처럼 주목받다

모든 성호르몬과 마찬가지로 에스트로겐 역시 떠들썩하게 일한다. 일하는 티가 아주 팍팍 난다. 그도 그럴 것이, 에스트로겐은 대강 다음과 같은 일을 하기 때문이다.

- 소녀를 여자로 만든다.
- 여자를 아름답고 사랑스럽게 하고
- 어떨 땐 신경질적으로
- 또 어떨 땐 아주 매혹적으로 만든다.

이것이 전부가 아니다. 에스트로겐은 난소에서 난자가 자라게 하고, 무엇보다 여성의 월경주기 전반기(前半期)에 중요한 역할을 한다. 즉, 배란을 책임지고, 앞으로 일어날 수 있는 임신에 대비해 자궁을 준비시킨다. 에스트로겐 덕분에 배란과 함께 자궁경부의 점액 점성이 바뀌어 정자가 더 쉽게 자궁으로 들어올 수 있다. 또한, 에스트로겐은 …

- 뼈를 단단하게 하여, 골다공증을 예방하고

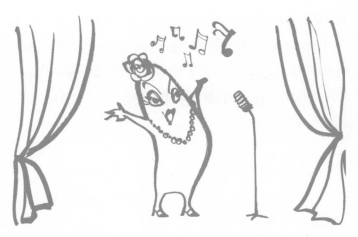

● 에스트로겐은 (전형적인 여성스러움을 포함해) 여성과 관련된 모든 일을 아주 떠들썩하게 조종한다.

- 피부를 매끄럽게, 모발을 풍성하게 하고
- 콜레스테롤 수치를 낮춰 뇌와 심장, 혈관을 보호하고
- 면역체계를 강화하고, 여성의 정신에도 작용하여 (경우에 따라) 평온하게 하거나 반대로 흥분하게도 한다.

### 여성의 호르몬 광기는 이렇게 온다

여성의 삶에서 에스트로겐은 '프리마돈나' 역을 맡는다. 프리마돈나의 오페라 무대 제1막 1장은 '호르몬 광란기'라 불리기도 하는 사춘기에 시작된다. 몸이 새롭게 바뀌면서 동시에 시작되는 감정의 카오스로 소녀들은 매우 혼란스럽다. (남자인 나는 이제 나름 날카로운 관찰력으로 가족과 배우자에게서

확인했던 현상들에 의존할 수밖에 없다. 나는 여자가 아니니까.) 사춘기 소녀들의 부모, 특히 엄마는 이 시기에 아주 힘들어진다. 어쩌면 이 문장을 읽은 몇몇 여성 독자는 잠시 책에서 눈을 들어, 옛날을 떠올리며 엄마를 그리워할지도 모르겠다. "엄마는 정말 좋은 분이야!"

### 사춘기 소녀: "나도 여자가 되고 싶다고!"

그들은 이렇게 변한다. 가족 규칙을 놓고 격렬하게 논쟁한다. 규칙 자체에 의문을 제기한다. 문을 세게 닫고 소리를 지른다. 마치 이렇게 말하는 것 같다. "이 꼰대들! 나는 당신들과 달라! 아주 다르다고!" 매일 거울 앞에서 진행되는 '머리 뒤스럭'은 포기할 수 없는 의식이다. 물론, 그렇게 한다고 해서 가족들이 다 편을 들어줄 리 만무하고, 이런 이유로 그 소녀는 다시금 자기 방 문을 닫아건다.

어떤 소녀는 종일 외딴곳에서 혼자 시간을 보내고, 어떤 소녀는 쇼핑센터 앞에서 불량소녀들과 어울리거나 어두운 방에 틀어박혀 더 침침한 영혼 속으로 빠져든다. 어느 유형이든, 사춘기 소녀들이 공통으로 경험하고 당혹스러워하는 것이 있다. 아동기에서 청소년기로 넘어가는 과도기를 맞이하면, 새롭고 위대하고 때로는 두려운 무언가가 시작되는 것 같다. 사춘기 소녀는 이제 신경질, 어리광, 스킨십이라는 욕구 사이에서 갈팡질팡한다. 계속 아이처럼 어리광 부리고 싶으면서도 동시에 '여자'가 되고 싶다.

사춘기가 언제부터 어떻게 시작되는지를 특정해서 대답하기는 불가능하다. 다만, 몇몇 연구가 입증하듯, 이 시기는 점점 더 빨리 시작되는 추세다. 그래서 몇몇 소녀는 여덟 살혹은 아홉 살에 벌써 음모가 나고 유방이 커진다. 반대로 늦게 시작되는 경우도 있다. 식습관, 체중, 환경적 요인 그리고 무엇보다 유전적 요인이 사춘기의 시작점을 결정한다.

## 우유 때문이다

소녀들의 초경 시점이 왜 점점 더 빨라질까? 그리고 소년들은 왜 점점 더 빨리 사춘기에 접어들까? 주로 육류와 유제품을 기본으로 하는 우리의 식단 때문이다.

하버드대학교는 우유 섭취가 인간에게 미치는 영향을 조사했다. 다야아삼뷰 간마아(Davaasambuu Ganmaa) 박사 연구진이 2006년에 발표한 내용에 따르면, 아동의 호르몬에 영향을 미칠 수 있는 여성 성호르몬이 우유에 다량 함유되어 있다. 학자들은 그 원인이 젖소 대량사육장의 공장식 착유 과정에 있다고 보았다.

**유기농 우유와 육류는 적당량 섭취하라. 많다고 좋은 게 아니다.**

브라이튼대학교의 장기 추적 연구에 따르면, 소녀들의 빠른 2차 성징은 높은 육류 소비와 직접적으로 연관된다. 육류를 통해 섭취한 철이나 아연 같은 영양소는 임신할 준비가 되었다는 신호를 소녀의 몸에 보낸다는 것이다.

## 몸 변화 프로그램은 먼저 시작되었다

그러나 사춘기 소녀의 유방이 커지고 얼굴에 여드름이 나고, 사춘기 소년의 고환이 눈에 띄게 커지기 한참 전에 이미 호르몬은 열심히 일을 시작했다. 생식샘자극호르몬분비호르몬(GnRH)이 변화의 시작이다. 서열 1위인 시상하부에서 분비되는 이 호르몬은 다른 중요한 전달물질의 생산을 촉진한다. 그러면 난포자극호르몬(FSH)과 황체형성호르몬(LH)이 여성의 몸에, 난세포를 키울 준비가 되었다고 신호를 보낸다(의대생들은 이 모든 복잡한 이름을 약자와 함께 외워야 한다. 애석하게도 시험에는 안 나온다). 이때 특히 여성의 유방과 생식기 발달 그리고 뼈 형성에도 중요한 역할을 하는 에스트로겐이 분비된다.

소녀들의 사춘기는 대개 만 11세에서 16세 사이에 절정에 이른다. 이제 몸이 눈에 띄게 변한다. 음모가 점점 더 꼬불꼬불해지고 많아진다. 몸에 털이 나고 유방이 커진다. 사춘

### 에스트로겐 약물

에스트로겐은 폐경기 치료약이나 피임약 성분으로 사용된다. 그러나 에스트로겐 그룹의 대표격인 에스트라디올은 간에서 아주 빨리 분해되기 때문에, 알약 형태로 복용하기에는 부적합하다. 그래서 피임약에 쓰이는 에스트로겐은 자연 호르몬과 화학구조가 다르게 만들어진다.

기 끝 무렵에 최종 신장과 체형에 도달한다. 질이 커지고, 자궁이 백열전구를 뒤집어 놓은 듯한 전형적인 모양으로 자라고(솔직히, 아무도 그 모양을 상상할 수 없지만, 해부학적으로는 몇 세대 전부터 그렇게 묘사된다), 소음순이 자란다.

초경이 시작되기 전에, 엄마와 딸이 대화하면서 이러한 변화에 대비하는 것이 좋다. 탐폰이나 생리대 사용법은 저절로 알게 될 정도로 그리 간단하지 않고, 모든 것을 인터넷에서 검색하는 것도 달가운 일이 아니다. 소녀들이 탐폰 사용법을 제대로 배우지 못해 생기는 불상사가 여전히 많고, 심지어 사망에 이르기도 한다. 탐폰이 너무 오랜 시간 질에 머무르면 질 박테리아에 의한 독성 물질이 나온다. 이때 열, 구토, 근육통, 혈압 저하를 동반하는 독성쇼크증후군이 특히 위험하다.

## 반항적인 쌈닭 상대하기

사춘기 소녀들의 가장 큰 고민은 체격과 체중이 늘어나는 것이다. 게다가 사춘기 소녀들은(소년들 역시) 몸의 빠른 변화에 당황하여, 운전대를 놓친 운전사 마냥 여기저기 마구 부딪힌다. 아무리 늦게 잡아도, '슈퍼모델 오디션'에 나갈 마음으로 거실에서 캣워크를 연습할 때쯤이면 이런 충돌은 수그러든다. 아무튼 운동도 약간은 도움이 된다.

사춘기 피부에는 피질 생산 증가로 가벼운 뾰루지와 블랙헤드가 생기는데, 이것은 몇몇 기술로 쉽게 가라앉힐 수 있고 그냥 두면 저절로 없어진다. 하지만 여드름은 반드시 피부과 전문의의 도움을 받아 치료해야 한다. 이때 남녀 모두 남성호르몬 테스토스테론 생산량이 폭발적으로 증가한다. 그래서 때때로 얼굴에 수염이 더 많이 난다. 하지만 일반적으로 얼마 후면 저절로 호르몬이 안정을 찾고 부작용은 사라진다.

그다음은 생활 태도를 살펴보자. 에스트로겐 때문에 부모는 반항적인 쌈닭이 되어 아무것도에도 관심 없는 이중인격자 벙어리 딸과 마주하게 된다. 그들에게는 더 많은 자유, 한계 테스트, 자기 성 정체성을 발견하는 일이 무엇보다 중요하다. 사춘기 소녀들은 끊임없이 친구, 다른 사람, 특히 미디어에 등장하는 젊은 여자들과 자신을 비교한다.

'나는 예쁜가? 섹시한가? 코가 너무 크지 않나? 어떻게 하면 날씬해질까?' 십대 소녀들 머리에는 온통 이런 질문

### 산부인과에는 언제 가야 하나?

상태가 다음과 같다면, 친한 친구나 엄마와 함께 서둘러 진료 예약을 잡기 바란다.

⋯ 초경을 했는데 두 달 넘게 생리가 없을 때
⋯ 만 14세에도 2차 성징이 나타나지 않는다면
⋯ 생리 중이 아닌데도 음부에 당기는 느낌이나 통증이 있을 때
⋯ 피임약이 필요할 때
⋯ 유방에서 작은 멍울이 만져질 때

이 가득하다. 이때 이상적인 부모라면, 여유 있는 태도로 아이에게 자신감을 불어넣어 주고 스스로 자신감을 찾도록 격려해주어야 한다. (일단 지금은 이렇게 쓴다. 언제 들어도 좋은 말 아닌가! 내 딸은 아직 사춘기 전인데, 딸이 사춘기가 되면 내가 이 책을 펼쳐보게 될지 한번 두고보자.)

섹스와 피임이라는 주제는 학교와 전문가에게 맡겨야 한다는 주장에도 어느 정도 타당성이 있다. 그러나 '창피한' 대화를 안전한 공간에서 부모와 먼저 끝내는 것이 아이에게는 더 낫다. 그러면 이런 대화를 통해 모두가 서로에 대해 더 잘 알게 된다. 사춘기가 끝나가는 16세 무렵부터 소녀는 어른이 되는 마지막 단계를 밟는다. 큰 신체적 변화는 서서히 끝난다. 이제부터 에스트로겐은 평생의 동반자로 우리 곁에 있다.

## 여성스러움의 동반자

에스트로겐 수치가 정상이라면, 여성은 아주 잘 지낼 수 있다. 뇌에서는 행복호르몬 세로토닌과 다른 전달물질이 활기를 띤다. 하지만 다른 한편으로 에스트로겐은 체조직에 수분을 많이 저장하게 하여 몸무게를 늘리고, 감정 기복을 촉진하며 유방이 당기는 느낌에서 생리통에 이르기까지 여러 어려움을 가져온다(피임약을 복용할 때도 마찬가지다).

에스트로겐 수치의 상승은 세심한 엄마가 되기 위한 좋은 전제조건이다. 실제로 에스트로겐 수치가 올라가면서 예비 엄마의 출산 준비를 지원한다. 가령 임신 7개월 차인 예비 엄마가 아기방을 하늘색 혹은 분홍색으로 칠하기 위해 사다리에 오르는 일, 생리 전이나 생리 중에 여성들이 강박적으로 청소를 하고 한겨울에도 유리창을 깨끗하게 닦는 것 역시, 과학적 발견에 따르면 에스트로겐 수치의 상승과 관련 있다.

그렇더라도 에스트로겐이 다른 삶에서도 자비, 양보, 부드러움 같은 소위 여성적 미덕을 무조건 지원하는 건 아니다. 에스트로겐으로 아주 골치 아픈 일도 생길 수 있다. 예를 들어, 2차 성징이 너무 미뤄져 에스트로겐 치료를 받는 소녀는, 같은 이유에서 테스토스테론 치료를 받는 또래 소년보다 확실히 더 공격적으로 반응한다. 또한, 동물 실험에서 드러나듯이 에스트로겐 생성을 막으면, 물고 뜯던 쥐가 얌전해진다. 생물학적 관점에서 에스트로겐은 좋은 엄마를 만든다. 위험이 닥치면 엄마는 암사자처럼 변해 아기를 보호한다.

### 정상 수치

에스트로겐 수치는 실험실에서 혈청이나 침을 분석해 결정한다.

- 사춘기 이전 아동은 30ng/L 이하다.
- 소녀와 여성은 월경주기 전반기에 25~95ng/L이다.
- 배란기에는 75~570ng/L이다.
- 월경주기 후반기에는 60~250ng/L으로 떨어진다.
- 폐경기 이후에는 45ng/L 미만이다.

■ 남성의 에스트라디올 수치는 12~42ng/L이다.

기준값 혹은 측정된 수치는 실험실에 따라 다르다. 또한, 시각과 계절에 따라 조금씩 변동이 있을 수 있다. 그러므로 의사에게 개별적으로 검사받고 설명을 듣는 게 좋다. 실험실 수치는 일반적으로 큰 의미가 없다.

가령 다음과 같은 장애가 있으면, 의사는 에스트로겐을 처방하여 결핍을 보완하게 할 수 있다.

■ 월경주기 장애 (특히 생리불순)
■ 갱년기 이후 폐경기 때
■ 사춘기 발달이 지연될 때

## 불안정한 시스템

여성의 삶은 이따금 아주 복잡해지는데, 모두가 이미 경험했을 터다. 그 원인은 무엇보다 월경주기에 따라 막대하게 달라지는 에스트로겐 수치 때문이다. 감정 역시 같이 변동한다. 어떨 땐 하늘을 찌를 듯 기쁘다가 순식간에 죽을 것처럼 우울해질 수 있고 또는 유쾌했다가 신경질을 부렸다가 쌈닭으로 변하기 일쑤다. 저절로 오르락내리락한다. 기복이 심하거나 우울감이 너무 빈번하다면, 반드시 병원에 가야 한다. 의사의 도움으로 다시 균형을 찾을 수 있다. 하지만 대부분의 감정 기복은 완전히 정상이고 전혀 해롭지 않다.

- 월경주기의 전반기에, 특히 에스트라디올이 급격히 증가한다. 이것은 배란 직전에 황체형성호르몬(LH)을 급작스럽게 증가시키고, 증가한 황체형성호르몬은 배란 스위치를 누른다. 그러면 에스트로겐 농도는 이전에 급작스럽게 상승했던 것과 똑같이 다시 급작스럽게 감소한다.

- 임신 기간에도 에스트로겐 수치가 높아진다. 이 기간에 에스트로겐, 에스트라디올, 에스트리올이 태반에서 생성되고, 임신 말기에 최고 수치에 도달한다.

- 계속 상승하는 에스트로겐 수치로 몇몇 무거운 증상이 나타날 수 있다. 예를 들어, 월경전증후군(PMS)이 심해진다. 또한, 우울감과 함께 하복부에 낭종이 생길 수 있으며, 생리불순, 생리통, 체중 증가, 두통, 피로감, 성욕 감퇴, 수면장애, 기억장애가 있을 수 있다. 혈압이 오르고 자궁내막증이나 암을 유발할 수 있다.

- 에스트로겐은 간에서 분해되어 신장을 통해 배출되므로 간과 신장에 손상이 있으면 수치가 높아진다. 높아진 에스트로겐 수치는 에스트로겐을 생성하는 종양이 생겼음을 의미하는 것일 수 있다.

- 난포자극호르몬(FSH)이 뇌하수체 전엽에서 에스트로겐 분비를 자극하므로, 여기에 기능 장애가 생기면 에스트로겐 수치가 지나치게 낮아질 수 있다. 난소의 기능 장애 역시 에스트로겐 분비를 낮춘다.

■ 자연적인 노화 때문에 에스트로겐 생성은 서서히 감소한다. 이 전체 과정은 대략 40~50년이 걸린다.

## 에스트로겐 자조 프로그램

에스트로겐 균형을 맞추기 위해 우리가 능동적으로 할 수 있는 일도 있다. 호르몬 치료가 혹시 몸에 안 좋을까 봐서 불안한가? 그렇다면 더욱 관심을 기울여 읽기 바란다. 실험실에서 합성된 인공 호르몬의 유해성과 관련해서는 산부인과 전문의 사이에서도 의견이 갈린다. 혈전으로 혈관이 막혀 생기는 뇌졸중이나 혈전증 같은, 혹시 모를 부작용에 관한 논쟁이 그러하다. 다시 말해, 호르몬제 복용에 과연 이런 부작용이 있는지, 있다면 얼마나 심할지는 아직 정확히 모른다.

식물성 에스트로겐은 우리 몸이 만든 천연 호르몬과 비슷한 방식으로 작용한다. 식물성 에스트로겐에 해당하는 리그난과 이소플라본이 천연 에스트로겐을 대신하여 수용체와 결합함으로써 결핍을 보완한다. 폐경기에 갑자기 열이 나거나 잠이 오지 않는 등 전형적인 갱년기 증상으로 괴롭다면, 아래 소개한 식물을 이용해보라(물론, 증상이 심하다면 전문의를 찾아가야 한다). 에스트로겐이 풍부하게 들어 있다.

○ 서양승마

이 약초는 약국에서 차, 알약, 캡슐 형태로 얻는다. 추출액은 생리불순으로 고생하는 젊은 여성에게 유용하다.

○ 순결나무

차 혹은 캡슐 형태이고, 월경주기 조절에 효과가 있다. 난임 여성에게도 도움을 준다. 또한, 행복호르몬이라 불리는 도파민 분비에도 영향을 미쳐 기분을 좋게 한다.

○ 붉은토끼풀

붉은토끼풀에는 식물성 에스트로겐이 많이 함유되어 있으므로 40세 이후 여성에게 인기가 많지만, 젊은 여성의 생리불순에도 애용된다. 주로 추출액이나 차 형태로 사용되고, 기분 상태와 수면의 질도 개선하며 골밀도 유지에도 도움을 준다. 아무튼, 붉은토끼풀 꽃이나 싹은 스프에 넣거나 샐러드로 먹어도 맛있다.

○ 꼬투리열매

최근에 영양의학자들은 꼬투리열매에 열광한다. 메주콩, 렌즈콩, 병아리콩 등에는 식물성 에스트로겐이 특히 많이 들어 있고, 단백질 함량이 매우 높아 육류나 생선으로 섭취해야 하는 단백질을 훌륭하게 대체하기 때문이다. 또한, 풍부한 섬유질로 포만감을 줄 뿐 아니라 장 활동을 촉진한다. 하지만 대장이 과민한 사람에게는 추천하지 않는다.

○ 금연

건강하게 오래 살려면, 일반적으로 권유되는 건강한 생

활방식을 따라야 한다. 아직도 담배를 피우고 있다면 속히 끊도록 노력하라. 담배는 암을 유발할 뿐 아니라, 에스트로겐 생성을 심각하게 제한한다. 젊은 여성의 생리불순과 불임, 조기폐경을 초래하기도 한다. 의사와 금연 프로그램을 상의하라. 금연을 돕는 최면 프로그램도 있다.

○ 스포츠와 운동

윈스턴 처칠은 건강 비결에 대한 질문을 받았을 때 이렇게 말했다. '운동하지 않는 것!'(No sports) 그렇더라도 부분적으로는 염두에 둘 만하다. 익스트림 스포츠를 너무 자주 하면, 에스트로겐 수치가 낮아질 수 있기 때문이다.

그러나 정기적으로 적당히 즐기는 스포츠와 신체 활동은 절대적으로 권장한다. 유산소 운동과 근력 운동을 섞으면 이상적이다. 이를테면, 일주일에 세 번은 30분씩 자전거를 타고, 튼튼한 근육과 뼈를 위해 일주일에 두 번은 10분씩 근력 운동을 하는 식이다.

○ 커피

커피가 몸에 좋다는 사실은 널리 알려져 있다. 커피에 함유된 식물성 물질은 세포를 보호하기도 한다. 입증된 연구 결과에 따르면, 커피를 매일 두 잔(카페인 200mg) 이상 마시는 여성은 그렇지 않은 여성보다 평균적으로 에스트로겐 수치가 더 높다.

○ 저체중 방지

너무 마르면 좋지 않다. 물론, 나이 든 여성 중에 저체중을 불평하는 사람은 많지 않겠지만. 어차피 나이가 들수록 대사 속도가 느려져 가만히 있어도 살이 찌니 말이다. 어쨌든, 마른 여성은 50세 이후부터 에스트로겐 수치가 아주 낮아진다. 반면, 복부에 체지방이 '어느 정도' 있는 여성은 50세 이후에도 넉넉히 생성되는 에스트로겐 덕을 본다.

## 2인자 그 이상: 프로게스테론
○

에스트로겐이 '바비'라면, 프로게스테론은 (덜 매력적인) 바비의 언니다. 하지만 그녀는 바비보다 훨씬 더 똑똑하고, 재치 있고, 카드게임에도 능하며 무엇보다 좋은 친구다. 또한, 찬찬히 뜯어 보면 예쁘기도 하다. 한번 친해지면 영원히 좋은 친구로 남는다. 그럼에도 언젠가 우정에 균열이 생기고 몇 주간 연락이 없으면, 우리는 그제야 이 친구의 소중함을 깨닫는다.

이런 의인화가 과장처럼 느껴지겠지만 실상은 결코 그렇지 않다. 호르몬은 매우 인간적이다. 호르몬 덕분에 우리는 인간이 된다. 그리고 언제나 에스트로겐의 그림자에 가려져 있는 프로게스테론 같은 호르몬은 특히 힘이 세고, (언제나 바비일 수는 없고 혹은 바비로 남고 싶지 않은) 여성에게 대단히 중요한 역할을 한다.

그러므로 의학계에서도 프로게스테론이 에스트라디올만큼 많은 주목을 받지 못하는 것을 정말 애석해한다. 하지만 게스타겐(황체호르몬) 그룹에 속하는 이 호르몬 역시 초능력을 발휘한다. 여성의 몸에 게스타겐이 너무 적으면, 금세 표시가 난다. 잠을 제대로 못 자고 균형을 잃으며 정신력이 약해진다. 그리고 아기를 낳을 수 없다. 이 호르몬은 난소의 황체에서 그리고 임신 기간에는 태반에서도 생성되므로 황체호르몬 혹은 코르푸스 루테움(*Corpus luteum*)이라고 불린다. 이는 '노란 몸'이라는 뜻의 라틴어다(기발한 이름이긴 한데, 아무튼 그리스어가 아니라 라틴어다. 마침내!).

성숙한 난세포가 난소를 떠난 후, 그러니까 배란 후에 남은 난자 껍질, 즉 난포의 잔해가 곧 황체다. 황체는 기본적으로 배란 이후를 준비한다. 그래서 월경주기 후반기에는 게스타겐이 증가한다. 게스타겐은 수정란이 착상할 자궁내막을 준비하는데, 난자가 수정되지 않으면 황체는 퇴화하여 프로게스테론이 점점 적게 생성된다. 그러면 준비해둔 자궁내막이 생리혈로 배출된다. 임신을 제외하면 언제나 이런 식으로 월경주기가 반복된다. 난자가 수정되어 자궁에 자리를 잡으면 배란이 멈추고, 황체는 계속 프로게스테론을 생성하다가 대략 8주 뒤부터 퇴화하기 시작하고, 12주쯤부터는 태반이 프로게스테론을 생성한다. 피임과 호르몬 치료에 사용되는 인공 합성 게스타겐 역시 기본적으로 이렇게 작용한다.

부신에서도 소량의 프로게스테론이 생성된다. 이 모든 것은 황체형성호르몬으로 조종된다. 말하자면 프로게스테론은 동생 에스트로겐과 협력하여 여성의 월경주기를 조절한다. 남성은 비록 임신을 하진 않지만, 능동적으로 임신에 기여한다. 그것을 위해 남성들 역시 프로게스테론이 필요하다. 남성의 경우 부신피질과 고환에서 프로게스테론이 생성된다. 남성에게 이 호르몬은 정자가 힘차게 난자에게 가서 안전하게 수정할 수 있도록 돕는다.

### 탁월한 매니저

에스트로겐이 프리마돈나 기질을 가진 오만한 오페라 스타라면, 프로게스테론은 뒤에서 동생 스케줄을 관리하고 소속 스타의 탈선을 막는 매니저에 가깝다. 그리고 그 일을 정말 잘 해낸다.

○ 임신에 영향을 미친다

프로게스테론은 배란 후에 혹은 월경주기 후반기에 자궁내막을 넉넉히 준비하고 자궁내막에 혈액이 원활히 공급되도록 돕는다. 한동안 이 상태를 유지하다가 자궁내막을 붕괴시키기 시작한다.

황체기라 불리는 월경주기 후반기가 너무 짧으면, 예를 들어, 열흘이 넘지 않으면, 프로게스테론 수치가 너무 낮다는 표시일 수 있다. 그것은 임신 가능성을 낮추는데, 난세포가 자

리 잡을 시간이 너무 적기 때문이다. 인공 합성 게스타겐으로
도, 에스트로겐과 협력하여 쌓았던 자궁내막의 정기적인 붕괴
를 촉진할 수 있다. 그러므로 인공 게스타겐으로 자궁내막에
암세포가 발달하는 것을 막을 수 있는데, 그런 식으로 자궁내
막과 함께 암세포를 정기적으로 밖으로 배출하기 때문이다.

○ 골격 안정화

프로게스테론은 뼈를 갱신해 튼튼하게 만든다. 에스트
로겐은 기존 골물질 유지를 돕고, 프로게스테론은 조골세포,
그러니까 뼈를 만드는 세포를 자극하여 새로운 뼈가 생기게
돕는다. 그러므로 불규칙적인 월경주기와 프로게스테론 결핍
에 의한 짧은 황체기는 골다공증 위험을 높인다.

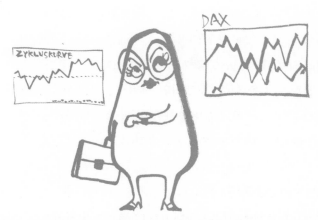

● **터프 레이디:** 프로게스테론은 여성의 월경주기를 원활하게 조절하고 프리마
돈나인 동생 에스트로겐이 탈선하지 않도록 관리한다.

○ 단잠 요정

프로게스테론은 우리에게 단잠을 선사한다. 프로게스테론이 넉넉하면 우리는 더 빨리 잠이 들고, 더 깊이 자며, 더 오래 잔다.

○ 피부 마사지사

프로게스테론은 피부를 아름답게 하고 모발 성장을 개선한다. 에스트로겐도 이런 일을 한다고 하지 않았나? 맞다. 하지만 프로게스테론은 여성의 몸에 있는 남성 성호르몬의 영향력을 낮추는 역할도 한다. 그 덕분에 모발은 빨리 자라고 피부는 더 깨끗해진다.

○ 물질대사 엔진

프로게스테론은 물질대사를 촉진한다. 그러나 이 기능 역시 월경주기에 좌우된다. 배란 뒤에는 여성의 체온이 기본적으로 0.5℃ 정도 상승하고, 프로게스테론이 물질대사의 터보엔진 역할을 맡는다. 그러면 한편으로 식욕이 왕성해지고, 다른 한편으로 에너지가 증가한다. 이 두 기능은 임신했을 때 태아를 잘 돌보기 위해 매우 중요하다.

○ 건강관리자

프로게스테론은 완벽한 건강관리자로, 당신이 균형을 유지하며 맡은 일을 완벽하게 수행하도록 돕는다. 실제로 프로게스테론 수치가 높으면 흡연 같은 나쁜 습관을 더 쉽게 버릴 수 있다. 여성들이 확실히 담배 끊기를 더 힘들어하므로, 이것은 아주 좋은 소식이다. 에스트로겐이 우세할 때 보상 및 행복 호르몬인 도파민이 더 많이 생성되기 때문에, 에스트로겐과 프로게스테론의 수치 변동은 중독 행동을 강화한다.

2016년 펜실베니아대학교의 연구에 따르면, 나쁜 습관을 고칠 때는 타이밍이 중요하다. 프로게스테론 수치가 높으면, 결단력을 담당하는 뇌 영역이 더 활기를 띤다. 그러므로 여성들은 월경주기 후반기에 나쁜 습관 고치기를 단행하는 것이 좋다.

○ 암 예방

프로게스테론은 유방암과 자궁암을 예방한다. 이것은 놀라운 여성호르몬의 두 번째 초능력이다. 프로게스테론은 에스트로겐이 유방과 자궁 조직에 미치는 자극 효과를 (제때) 막는다.

○ 대장 활동 속도를 늦춘다

마지막에 소개하지만 결코 얕잡아봐선 안 되는 능력이다. 프로게스테론은 근육을 이완하여 대장 활동을 다소 약해지게 하므로, 변비 해결에 별 도움이 안 된다. 배변이 원활하지 못하고 그래서 아랫배가 볼록 나올 수 있다. 아무튼 여성의 변비는 진지하게 다뤄야 할 문제다.

변비는 종종 프로게스테론 때문이지만, 연구를 보면 알 수 있듯이 배변에 할애하는 시간이 적기 때문이기도 하다. 여성들은 배변 욕구가 있더라도 참고, 급하게 청소하고 화장하고 유치원에서 아이를 데려와야 한다. 안타깝게도 이것은 멀티태스킹에 익숙해질 수밖에 없는 많은 여성이 감당해야 할 운명이고, 일부 남성은 이런 운명에 전혀 신경 쓰지 않는다. 프로게스테론 수치의 상승은 임신 기간에 예비 엄마들을 괴롭힌다. 또한, 배란 뒤에 대장이 저속기어를 놓는 원인도 프로게스테론 수치 상승에 있다.

## 정상 수치

월경주기 전반기에 프로게스테론 혈중 농도는 높아봐야 1.4μg/L이다. 배란 후 황체기에는 농도가 3.34~25.6μg/L까지 오른다. 폐경 후에는 기껏해야 1.00μg/L에 불과하다. 배란 후 그리고 임신 기간에 수치가 올라간다.

임신 기간의 정상 수치는 다음과 같다.

- 초기 3분의 1: 11.2~90.0μg/L
- 중기 3분의 1: 25.6~89.4μg/L
- 말기 3분의 1: 48.4~422.5μg/L

프로게스테론이 부족하다는 것은 어떻게 알 수 있을까? 월경주기가 짧거나, 아기를 원하지만 오랜 시도에도 임신이 되지 않을 때가 그러하다. 프로게스테론 결핍의 원인은 황체 자체의 문제일 수도 있고, 뇌하수체 전엽이 황체형성호르몬을 너무 적게 합성하기 때문일 수도 있다. 황체 문제는 산부인과에서 배란 후 사흘 간격으로 두 번, 혹은 나흘 간격으로 세 번씩 혈액을 검사해서 확인할 수 있다.

### 프로게스테론 자조 프로그램

프로게스테론 수치가 낮으면, 월경주기가 불규칙적이고 대개 생리통이 심하며 출혈량이 아주 많다. 이때 의사는 일반적으로 프로게스테론 치료를 위한 약을 처방한다. 이 치료는 월경주기를 다시 정상 리듬으로 되돌려 놓고, 문제 증상(월경전증후군 역시)을 완화하며, 임신 가능성을 전체적으로 높인다. 이 치료는 주로 폐경 과도기에 있는 여성 그리고 부종, 체중 증가, 심한 생리통 등 에스트로겐 과다 징후를 보이는 여성에게 권한다. 프로게스테론 치료 시 수면 장애와 급작스러운 발열 같은 고전적인 갱년기 증상이 나타날 수도 있다.

오늘날에는 소위 천연 호르몬 치료가 진행되는데, 이것이 호르몬 대체 방법 중 가장 자연적이기 때문이다. 대부분 프로게스테론을 연고나 젤 형태로 피부에 바르거나 좌약 형태로 질에 삽입한다.

연고와 젤은 처방전에 따라 약국에서 조제한다. 이 방법은 간에서 분해되는 것을 피할 수 있어서 좋다. 약으로 복용하면 효능 물질이 간에서 처리되기 때문이다. 또한, 피부에 바름으로써 용량을 가능한 한 낮게 유지할 수 있다. 호르몬이 체내에서 얼마나 강력한 효력을 내는지 안다면, 낮은 용량을 다행으로 여기며 안도하게 될 것이다.

프로게스테론은 피임에도 중요한 구실을 한다. 피임에 사용될 때는 인공적으로 합성된 게스타겐이 쓰인다. 이것은 천연 호르몬과 비슷한 효력을 낸다. 인공 합성 호르몬 게스타겐은 주로 피임약이나 여드름 치료제로 쓰인다.

독일 여성의 40퍼센트가 피임을 위해 약을 먹고, 특히 젊은 여성은 피임약 복용을 가장 확실한 피임법이라고 생각한다. 피임약은 게스타겐을 통해 임신 상태인 척 몸을 속인다. 새로운 난세포가 자라지 않으므로 월경주기가 중단된다. 그러나 임신 때와 달리 자궁내막이 배출되어야 하므로, 게스타겐 농도를 달리하여 출혈 단계가 시작되게 한다. 그러므로 종종 시간까지 정확히 지켜 매우 규칙적으로 피임약을 복용하는 것이 중요하다. 피임약은 월경주기 단계에 따라 호르몬 농도가 다르고, 색깔을 달리해 그것을 표시한다.

피임약의 장단점은 다음과 같다.

- 복용 첫날부터 효과가 있다.
- 출혈 기간이 짧고 출혈량도 적다.
- 생리통이 완화된다.
- 안색이 좋아진다.
- 생식 능력에 영향을 미치지 않는다.

- (단점으로는,) 부작용에서 자유롭지 못하다. 메스꺼움과 구토를 일으킬 수 있고, 어쩌면 살이 찌고 성욕이 감퇴하며, 생리 때가 아닌데도 갑자기 하혈을 하거나 가슴이 당기는 불편함을 느낄 수 있다.
- 혈전증(특히 흡연자라면!), 심근경색, 뇌졸중, 특정 암 위험이 살짝 높아진다.

## 내가 왔다, 빵빵: 테스토스테론

테스토스테론은 영웅을 만든다. 제임스 본드는 이 호르몬 덕분에 언제나 승리한다. F1 자동차 경주에서 루이스 해밀턴이 세바스티안 페텔보다 한 뼘 더 빠른 것도 어쩌면 이 호르몬 때문일 것이다. 테스토스테론은 운동선수에게 최상의 컨디션을 제공하고, 펀드매니저를 냉정한 상어로 만든다.

남성에게만 적용되는 얘기가 아니다. 남아프리카공화국 육상선수 캐스터 세메냐 같은 여성 운동선수도 높은 테스토스테론 수치 덕분에 경쟁 선수들보다 더 빨랐다. 넷플릭스 시리즈 「하우스 오브 카드」에 나오는 퍼스트레이디 클레어 언더우드처럼, 최고 지위에 있는 여성의 높은 테스토스테론 수치는 야망과 섹시함을 안겨준다. 한 마디로 테스토스테론은 단단함, 근육질, 단호함을 만든다.

그런데, 정말 항상 그럴까? 이 대답에는 신중해야 한

다. 생각보다 간단한 일이 아니기 때문이다.

### 평판보다는 꽤 괜찮다?

물론, 테스토스테론은 남성 성호르몬이다. 여기에 이견은 없다. 그러나 테스토스테론이 성 이외 영역에서 어떤 효력을 내는지는 불명확하다. 공격성을 강화할까? 축구경기장에서 훌리건을 흥분시킬까? 어떤 남성이 몰래 여성의 몸을 더듬거나 친목 모임에서 멍청한 언행으로 분위기를 망치는 것은 테스토스테론 때문일까?

영어에는 테스토스테론 과다를 지칭하는 단어도 있다. 'testosterone-poisoning'은 직역하면 '테스토스테론 중독'으로 번역되는데, "남성이 저지르는 전형적인 부정적 행동"을 가리킬 때 이 단어를 쓴다.

이처럼 테스토스테론은 전통적으로 평판이 나쁜 편이고, 에스트로겐의 지배를 받는 여성보다 남성이 더 동물적이고 원시적이라는 주장의 근거로 사용된다. 정말로 남성이 여성보다 더 동물적인 것 같기는 하다.

그러나 테스토스테론은 우리 신체와 정신에 훨씬 더 다양한 효력을 미친다. 테스토스테론 혈중 농도가 남성보다 10배나 적은 여성에게도 마찬가지다.

### 호르몬 원산지

남성에게 중요도에서 압도적 1위를 차지하는 테스토스

테론은 고환에서 생성된다. 뇌하수체와 시상하부가 그 과정을 조종한다. 믿기지 않겠지만, 실제로 '뇌와 고환'은 연결되어 있다. 뇌하수체는 여포자극호르몬(FSH)과 사이질세포자극호르몬(ICSH)을 분비하는데, 여포자극호르몬은 정자 생성을 담당하고, 사이질세포자극호르몬은 테스토스테론 생성을 담당한다.

여성 역시 난소, 태반, 부신피질에서 소량의 테스토스테론을 생성한다. 이 호르몬은 여성의 사춘기 신체 성장과 음모 및 겨드랑이 털을 담당하고, 성욕 발달도 책임진다. 그렇다고 테스토스테론이 여성을 남성적으로 만들지는 않는다. 갱년기가 되면 몸은 테스토스테론을 덜 생성하고, 자궁이나 난소

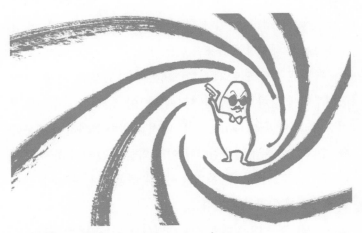

●**호르몬의 영향을 받는 제임스 본드**: 테스토스테론은 남성을 공격적이고 대담하게 하지만, 또한 정직하고 공정한 진짜 사나이로 만들기도 한다.

수술을 할 때도 테스토스테론 수치는 떨어진다.

## 테스토스테론의 능력

테스토스테론은 근육 형성에 반드시 필요한 단백질 대사를 조종한다. 단백질은 근육세포의 건축재료로 신체 변화에 괴로워하는 사춘기 소녀들과 달리, 소년들은 자신의 신체 변화에 흡족해한다. 이 시간에 소년은 키가 자라고 힘이 세지고 어른이 되어가기 때문이다. 반면, 예나대학교에서 실시한 연구를 보면, 소녀는 자기 몸이 예뻐지기는커녕 더 흉해진다고 느낀다.

테스토스테론은 또한, 뼈를 튼튼하게 하고 적혈구 형성에 중요한 역할을 한다. 여기서 우리는 테스토스테론이 도핑 물질로 애용되는 이유를 명확히 알 수 있다. 적혈구가 많다는 것은 상대적으로 에너지가 더 많다는 뜻이기 때문이다. 이 남성호르몬은 체지방 비율도 떨어뜨린다.

다른 한편으로 테스토스테론은 사고력, 에너지 대사, 동기부여에 강한 영향력을 행사한다. 이 호르몬은 뇌의 혈액뇌장벽(Blood-brain barrier)을 큰 어려움 없이 통과하기 때문이다. 수많은 다른 전달물질이나 여러 약물은 그렇게 하지 못한다. 그러므로 뇌의 조종을 받는 우리 행동 역시 이 호르몬의 혈중 농도에 따라 달라진다.

캐나다 니피싱대학교와 네덜란드 위트레흐트대학교에서 실시한 최근 연구에 따르면, 테스토스테론은 반사회적 행동에 대한 책임에서 자유롭다. 오히려 이 호르몬은 사회적 행동과 공정성 및 정직성을 북돋는다고 알려져 있다. 연구진은 오로지 호르몬 상태만으로 사회적 행동을 설명할 수는 없다고 결론지었다.

다시 말해, 특정 호르몬의 양이 아니라, 미세한 전달물질들의 '상호작용'이 중요하다! 그러나 테스토스테론이 성에 미치는 영향력에 관한 한 논란의 여지는 없다.

## 남자아이의 호르몬 광기는 이렇게 온다

남자아이의 사춘기는 일반적으로 사춘기 준비 단계인 만 9~11세에 고환이 커지고 음모가 나면서 시작된다. 이 시기에 남자아이들은 종종 활동 욕구가 강해지고 감정과 행동 역시 호르몬의 영향을 받는다. 어떨 땐 레고 장난감을 다시 꺼내 방을 난장판으로 만들어놓거나, 자기 방을 더 시원하게 꾸미는 데 몰두하기도 한다.

만 12~17세에 사춘기가 절정에 이르면, 목소리가 변하고 잠잘 때 무의식적으로 첫 사정을 한다. 정액 분비물 대부분을 생성하는 전립선과 정낭이 커지고, 키가 눈에 띄게 빨리 자란다. 반면 수염은 상대적으로 늦게 자란다. 어깨와 가슴은 넓어지고 골반은 반대로 좁은 상태 그대로 있다.

기분은 들쑥날쑥하여 반항심, 무관심, 싸움 욕구 사이를 오간다. 또래 집단의 인정을 받으려고, 한계를 시험하고, 담력 테스트에 목숨을 걸고, 때때로 술을 많이 마시고, 과속으

75

로 운전한다. 나 역시 사춘기 시절에 다 경험했던 일이다. (이 자리를 빌려, 엄마에게 감사를 전하고 싶다. 엄마, 그때 파출소에 와 줘서 고마워요!) 사춘기 뇌의 보상 시스템은 성인과 다르게 작동한다. 아동에서 성인이 되면서 대대적인 전환 작업이 진행된다.

호르몬의 상호작용은 몸뿐만 아니라 뇌에서도 달라진다. 캘리포니아 버클리대학교의 연구진에 따르면, 사춘기의 다소 기이한 행동들은 테스토스테론 농도와 관련이 있다. 사춘기 초기에 호르몬 농도가 상승하고, 그것은 위험을 피하게 하는 뇌 영역(가령, 편도체)에 효력을 미친다. 사춘기 뇌의 보상 영역에서도 호르몬 농도가 상승한다. 그래서 사춘기 청소년들은 한계를 시험하고 위험한 담력 테스트에 가담한다.

그러나 성별에 따라 뇌의 전환 작업은 다르게 진행된다. 예를 들어, 마음먹은 대로 되지 않으면, 사춘기 소년은 대개 뭔가를 부수고 사춘기 소녀는 우울과 체념으로 반응한다. 하필이면 학교 공부가 중요한 이 시기에 청소년들은 불안정해진다. 하지만 적어도 인지능력에는 사춘기가 영향을 미치지 않는 것 같다. 설령 남학생이 더 늦게 성숙하고 학습 속도가 전체적으로 더뎌도, 또한 여학생이 종종 더 좋은 성적을 내고 더 부지런하더라도 남학생과 여학생의 아이큐 차이는 거의 없다.

여학생은 문제가 생기면 산부인과에 가봐야 한다는 사실을 상대적으로 일찍 깨닫는다. 그러나 남학생에게는 병원

가는 일이 그렇게 간단하지가 않다. 당장 무슨 과로 가는가부터가 문제다. 도대체 어디로 가야 한단 말인가! 비뇨기과나 가정의학과에 가는 것이 절대 창피한 일이 아니라 좋은 기회라는 걸 알려줘야 한다. 남학생이 다음 사례에 해당한다면, 병원에 가보는 것이 좋다.

- 만 15세에도 사춘기의 전형적 특징이 나타나지 않는다면
- 음경 포피가 조여서 아프다면
- 소변 배출 시 아프면
- 음경 끝에서 고름이 흐른다면

### 정상 수치

테스토스테론 혈중 농도는 자연적으로 변동한다. 성공 경험 뒤에 수치가 올랐다가 실패 경험 뒤에 더 낮아질 수 있다. 스트레스, 음주, 마약 혹은 약물도 수치에 영향을 미친다. 테스토스테론 수치는 남녀 모두 아침에 가장 높고 저녁으로 갈수록 점점 내려간다. 여성의 경우 월경주기 초에 계속 상승하여 배란기 즈음 최고점에 도달 후 다시 내려간다. 여성은 테스토스테론 수치가 높으면 종종 평소보다 성욕을 더 강하게 느낀다.

남성은 대략 40세부터 테스토스테론 수치가 점차 감소한다. 그것은 또한, 체지방량과도 관련이 있는데, 과체중 남

성은 일반적으로 테스토스테론 수치가 낮다. 아침 8~10시에 성인 남성의 혈액을 검사하면, 테스토스테론 혈중 농도는 2.41~8.27μg/L이다. 이 수치는 저녁에 대략 20퍼센트가 떨어진다. 여성은 생리 3~5일 차에 대략 0.14~0.76μg/L이다.

테스토스테론의 극히 일부는 혈관을 따라 자유롭게 순환한다. 나머지는 단백질, 그러니까 운송자에 묶여 있는데, 그것이 성호르몬결합글로불린(SHBG)이다. 숫자를 특히 좋아하는 사람들을 위해 언급하자면, 의사들은 테스토스테론 총 수치 외에도 테스토스테론을 SHBG로 나눈 값도 계산하는데, 그것이 바로 혈관을 자유롭게 순환하는 테스토스테론 수치이며 이를 '자유 안드로겐 지수'라고 부른다. 자유 안드로겐 지수는 남성은 (나이에 따라) 7~100퍼센트이고, 여성은 6퍼센트 이하다.

### 탈선에 주의하자

테스토스테론 수치가 과도하게 높으면, 유전병인 부신성기증후군(AGS) 같은 부신 질환을 의심해보아야 한다. 남녀 모두에게 성 발달 장애, 성기능 장애, 성장 장애가 생길 수 있다. 여학생은 다모증이 나타나거나 유방 발달이 늦고, 생리가 끊어진다. 남학생의 경우 겨드랑이, 음부, 수염이 조기에 나면서 사춘기가 앞당겨진 것 같지만, 고환의 생식샘은 아직 미성숙한 상태. 남녀 모두 걸릴 수 있는 부신피질 악성 종양이 있으면, 테스토스테론이 거의 만들어지지 않는다.

고도비만인 젊은 여성은 난소에 낭포성 변화가 생길 수 있다(다낭성 난소증후군 혹은 PCO증후군으로 불린다). 이것은 남성화를 초래하고, 월경주기 장애와 난임 및 불임을 유발할 수 있다.

테스토스테론 수치가 낮으면 고환암이나 뇌하수체 장애가 생길 수 있고, 프로락틴 수치가 높아질 수 있다. 남성이라면 여성화가 진행되기도 하는데, 가슴이 점점 커지기도 한다. 과체중이라면, 호르몬 공장이나 마찬가지인 지방조직이 테스토스테론 수치를 낮출 수 있다.

테스토스테론은 30대 초반부터 이미 자연 감소가 시작

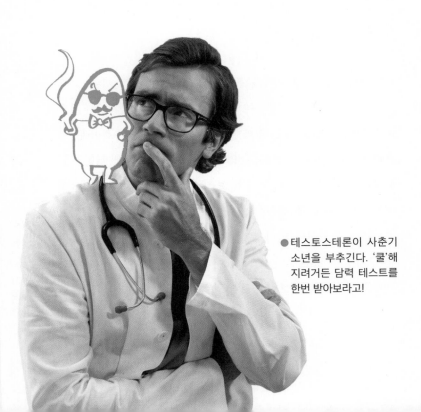

● 테스토스테론이 사춘기 소년을 부추긴다. '쿨'해 지려거든 담력 테스트를 한번 받아보라고!

된다. 무기력, 집중력 장애, 성욕 감퇴에서 이러한 변화가 감지된다. 테스토스테론 저하증(Low-T-Syndrom)은 일반적으로 대체제로 치료한다. 이를 위해서는 테스토스테론 총 수치, 알부민, 성호르몬결합글로불린(SHBG) 측정 시, 두 가지 결핍이 연달아 밝혀져야 하고, 근육 손실, 지방 증가, 성욕 감퇴, 발기부전, 수면 장애, 기능 저하, 수염 성장 감소, 무기력 중에서 적어도 셋 이상의 증상이 나타나야 한다.

테스토스테론 결핍 때문에 괴롭다고 해서 절대 직접 치료하려 해서는 안 된다. 의사의 처방 없이 테스토스테론 젤이나 패치를 사용하면, 위험할 수 있다. 파워 호르몬이 너무 많으면 혈액이 끈적해지고 심혈관계 질환이 촉진되고 여드름이 많아지며 정자 생성이 차단된다. 여담이지만, 과도한 운동도 테스토스테론 수치를 낮출 수 있다.

## 테스토스테론 자조 프로그램

○ 살을 빼라!

맞다, 아주 힘든 일이다. 하지만 배가 나올수록 테스토스테론 수치는 내려간다. 수많은 연구가 명확하게 입증하는 부분이다. 그러므로 체중 증가는 신경 써서 관리해야 한다.

꼬투리열매(메주콩, 렌즈콩, 완두콩), 육류, 유제품(쿠아르크 치즈!), 생선이나 달걀로 단백질을 넉넉하게 섭취하라. 그런 단백질이 테스토스테론을 증가시킨다. 건강한 사람의 단백질 하루 필요량은 체중 1킬로그램 당 1~1.2그램이다.

■ 아침: 달걀 1개 + 우유 250ml + 치즈 10g

■ 점심 및 저녁: 육류, 생선, 치즈 혹은 몸이 잘 활용할 수 있는 양질의 꼬투리열매 단백질(두부 포함) 각각 100~200g

○ 짧고 강하게 운동하라

근육을 단련하라. 바벨 없이도 집에서 팔굽혀펴기와 윗몸일으키기로 근육을 단련할 수 있다. 특히 짧은 고강도 운동으로 근육을 단련하면, 테스토스테론 수치가 올라간다.

○ 견과류 먹기

단일 불포화지방산이 풍부하고 진정한 두뇌 양식인 브라질너트, 캐슈넛, 땅콩, 기타 견과류를 정기적으로 먹어라. 단일 불포화지방산 및 다중 불포화지방산이 함유된 좋은 지방을 정기적으로 섭취한 남성은 그렇지 않은 남성보다 테스토스테론 수치가 더 높은 것으로 드러났다.

○ 아연

아연은 테스토스테론 생성에 관여하는 미네랄이며 땅콩, 굴, 치즈에 들어 있다.

○ 비타민 D

비타민 D는 다양한 물질대사 과정을 최적화하고 남성

호르몬 생성에도 중요하다. 햇살을 통해 비타민 D를 넉넉하게 얻거나, 해가 짧은 계절에는 약국에서 처방전 없이 보충제를 구매할 수 있다.

○ 축구팀을 응원하라

경기마다 현장이나 텔레비전 앞에서 당신의 팀을 열렬하게 응원하라. 미국의 한 연구진에 따르면, 승리 혹은 패배에 따라 선수의 테스토스테론 수치만 변하는 게 아니다. 팬들의 호르몬도 응원하는 팀의 경기 결과에 따라 달라진다. 그러니까 힘차게 팀을 응원하면 테스토스테론 수치를 기분 좋게 올릴 수 있다.


## 사랑호르몬: 옥시토신
○

낮이 밤보다 점점 더 길어지고, 세상이 더 밝아지고, 더 따뜻해지고, 더 푸르게 바뀌면, 호르몬들은 더 활기차게 일한다. 실제로 봄을 타는 현상으로 싱글이나 행복한 커플뿐 아니라 내분비학자도 바빠진다. 사실 봄을 타는 현상이란, 빛의 영향력이 커지면서 다양한 호르몬이 뇌와 몸에 범람하는 사건이기 때문이다. 호르몬은 기분을 좋게 할 뿐 아니라, 사랑과 섹스 욕구를 높이고 경솔하게 한다. 이른바 사랑호르몬인 옥시토신은 이 과정에 기꺼이 동참한다.

## 연애 감정과 사랑의 전령

아미노산 아홉 개로 구성된 이 신경호르몬은 이미 20세기 초에 발견되었다. 영국의 생화학자 헨리 핼릿 데일 (Henry Hallett Dale)이 자궁에 미치는 이 호르몬의 효력을 처음으로 밝혀냈는데, 호르몬의 이름은 그 효력에 맞게 '빠른 분만'을 의미하는 그리스어 '오키토코스'(okytokos)에서 가져왔다. 사실, 옥시토신은 자궁에서 생명이 자라기 한참 전에 이미 영향력을 행사한다. 봄기운에 마음이 살랑거리고 성공적인 구애 끝에 섹스! 뇌하수체는 다량의 사랑호르몬을 분비하고 그것이 쾌락을 만들어 남녀 모두의 오르가슴을 돕는다.

『카마수트라』에 나오는 섹스 기술을 깊이 연구하지 않더라도, 남성에게는 혈관보다 전립선에 옥시토신이 더 많다는 사실을 알고 있을 것이다. 추측하건대, 이 봄기운 호르몬이 전립선 수축과 사정에 중요한 역할을 한다. 반면 여성은 질과 유두 자극이 오르가슴에 도움이 된다.

## 사랑은 아름다워라

오로지 생물학적인 관점으로만 보면, 옥시토신은 종족 보존을 보장할 뿐 아니라 남녀 모두에게 쾌락과 오르가슴을 느끼게 하는 굉장한 물질이다. 더욱 흥미롭게도 이 호르몬은 섹스 뒤에 두 사람 모두에게 깊은 유대감을 느끼게 한다. (물론, 흡족하지 못한 섹스도 있고, 그럴 때는 유대감이 적을 수 있다.) 이런 특징 때문에 옥시토신은 '사랑호르몬'이라는 별칭 이외에 '애착호르몬'으로도 불린다. 옥시토신은 두 사람의 유대감을 강하게 해, 나중에 태어나게 될 아이를 함께 돌보게 하는 힘이 된다.

아기가 태어날 때가 되면 옥시토신의 두 번째 기능, 즉 분만호르몬 기능이 시작된다. 옥시토신은 분만을 유도한다. 분만 뒤에는 출혈을 막고 자궁벽의 태반 배출을 촉진한다. 또한, 젖샘을 수축해 모유가 유두 쪽으로 흐르게 한다.

옥시토신의 영향으로 산모는 세심한 엄마가 된다. 아기 울음소리를 들으면 엄마의 몸에서는 옥시토신이 다량 분비되고, 그래서 밤을 꼬박 새우더라도 여전히 아이를 향한 애정이 식지 않는다. 엄마가 수유하는 동안 가슴에서 젖이 나오게 하는 것도 이 호르몬 덕분이다.

침팬지나 프레리들쥐 같은 다른 포유류도 깊은 유대감을 유지한다. 일부다처 성향의 산악들쥐와는 달리, 프레리들쥐는 평생 일부일처로 산다. 왜 그럴까? 프레리들쥐에게는 옥시토신과 결합하는 세포수용체가 더 많고, 이것이 신의를 지키게 하기 때문이다. 2012년 본대학교의 연구에 따르면, 옥시토신의 영향을 더 많이 받는 기혼남성이 실제로 이성의 유혹을 더 잘 견딘다.

옥시토신은 인간과 충성스러운 반려견 사이의 관계에도 영향을 미친다. 일본의 한 연구진이 발표한 것처럼, 반려견과 주인 모두 옥시토신 수치가 높았다. 그래서 치료 도우미견으로는 특히 암캐가 효과적이다.

## 뇌에서 분비된 것만 효과가 있다

실험실에서 합성한 인공 옥시토신을 투여하면, 스트레스가 줄고 분노 조절도 잘 된다. 긍정적인 피드백처럼 작용하는 옥시토신 덕분에, 타인에 대한 연민과 신뢰감이 더 커진다. 옥시토신은 스킨십을 촉진하고, 스킨십을 통해 옥시토신은 더 많이 분비된다. 일본에서 연구한 반려견과 주인의 관계로 표현하면, 행복한 반려견은 더 충성스럽게 주인을 따르고, 그런 반려견 덕분에 주인은 옥시토신으로 '샤워'를 한다.

이런 이유로, 한동안 이 호르몬에 대한 과도한 열광이 있었다. 가령, 옥시토신 향수나 옥시토신 코스프레이 제품도 많이 등장했다. 문제는, 혈관을 표류하는 옥시토신이 아니라, 뇌에서 분비되는 옥시토신이라야 이런 효과를 낸다는 점이다. 그래서 2008년 이후로 독일에서는 옥시토신 코스프레이가 더 이상 나오지 않는다. 개별적으로 약국에서는 판매되지만 반드시 의사의 처방전이 있어야 한다.

그러므로 인터넷에서 흔히 보는 '옥시토신 코스프레이'로 자가 치료를 해보려는 생각은 아예 접어두라. 출처가 미심쩍은(인터넷에서 판매되는 의약품 대부분이 그렇다) 일부 제품은 그 안에 무엇이 들었는지 아무도 모른다. 또한, 호르몬 복용만으로는 더 사랑스럽게 되기에는 확실히 부족하다. 차라리 『카마수트라』 몇 쪽을 읽는 게 더 낫다.

임산부라면 분만 유도 및 촉진에 옥시토신 물질을 사용할 수 있다. 분만 후에도 출혈을 방지하고 태반 배출 속도를 높이려면 이 호르몬이 투여될 수 있다.

## 사랑호르몬의 어두운 면?

오늘날 전 세계적으로 100여 팀의 연구진이 옥시토신을 연구하는데, 부분적으로 정반대 연구결과에 이르기도 한다. 2005년에 한 연구진은, 옥시토신이 쥐 집단에 트라우마 경험을 남길 수 있음을 증명했다. 2011년에 네덜란드의 다른 연구진은, 옥시토신이 다양한 사회 집단에서 불신과 공격을 부추긴다는 결과에 도달했다. 과학자들은 아주 창의적이게도 이것을 '사랑호르몬의 어두운 면'이라고 부른다. 그러나 어쩌면 일부 과학자가 추측하듯이, 같은 효과를 잘못 해석한 것일 수도 있다. 가족이나 자식을 외부 위험에서 보호하기 위해 공격성이 필요할 때가 있는데, 이는 생물학적으로 대단히 중요한 반응이다.

현재는 옥시토신의 치료 잠재성과 관련해서 많은 연구가 진행되고 있다. 불안장애, 자폐증, 우울증, 기타 정신질환의 치료 해결책을 옥시토신에서 찾으려는 시도다. 프랑스의 한 연구가 밝혀냈듯이, 옥시토신 투여는 자폐증 환자의 사회성을 개선하기도 한다.

**옥시토신은 모든 관계에서 민감도를 높이지만, 그 효과는 완전히 다를 수 있다.**

그러나 이 호르몬을 장기적으로 투여해도 될지, 이용을

제한할 수밖에 없는 나쁜 부작용은 없는지는, 아직 확실하게
밝혀지지 않았다.

## 옥시토신 자조 프로그램
### ○ 어루만지고 쓰다듬기

서로 만지는 일은 과학적으로 보면 그저 피부 접촉에
불과하지만, 스킨십은 확실히 기분을 좋게 한다. 그래서 우리
는 사랑하는 사람, 애인, 자식, 부모, 개를 안고 비비고 어루만
지고 쓰다듬는다. 이런 스킨십으로 사랑을 명확히 표현할 수
있다. 또한, 쓰다듬는 사람도 만져지는 사람도 모두 옥시토신
수치가 올라간다. 포옹을 자주 하면 혈압이 내려가고 불안감
이 줄고 통증에 둔감해지며 면역 체계가 강화된다.

### ○ 치유의 손

어루만지고 쓰다듬어줄 사람이 곁에 없다면, 돈 주고
살 수도 있다. 적당한 압력의 마사지는 사랑을 담아 쓰다듬어
주는 손길과 거의 비슷한 효과를 낸다. 말 그대로 손바닥 뒤집
듯 통증이 사라진다. 여러 연구가 입증하듯, 마사지가 끝나고
15분 뒤에 측정해도 마사지의 긍정적 효과는 여전히 남아 있
다. 마사지를 받은 뒤에는 전체적으로 주의력과 학습 의지가
올라간다.

오늘날 특히 대도시 곳곳에 혹은 공항에는 이동식 마
사지 서비스가 있다. 다른 사람을 공짜로 포옹해주는 '프리 허

그' 운동은, 치유 효과가 있는 스킨십이 우리 모두에게 꼭 필요하다는 아이디어에서 비롯되었다.

○ 섹스, 섹스, 섹스

옥시토신 수치를 꾸준히 높게 유지하는 최고의 방법은 넉넉한 섹스다. 일주일에 한 번 이상이어야 하고, 섹스 전후에 긴 스킨십이 있어야 한다. 사귄 지 2년이 지나면 옥시토신이 다른 쾌락 호르몬을 통제하여, 흡족하고도 안정적인 연인 관계가 마침내 가능해진다. 그러므로 연애를 하고 당신이 좋아하는 뭔가를 하라. 그러면 덤으로 스트레스호르몬이 줄고 긴장이 풀린다.

여성은 가슴과 유두를 자극하면 옥시토신이 특히 많이 분비된다. 그래서 모유 수유가 엄마와 아기 사이에 깊은 애착 관계를 형성하는 것이다.

○ 골반기저근 단련

이것도 효과가 있다. 골반기저근을 단련하면 옥시토신 생성이 활발해진다. 정기적인 골반기저근 단련으로 옥시토신 수치를 높일 수 있다. 그렇다면 골반기저근은 어떻게 단련할까? 엉덩이근육과 하복부 중앙(골반기저근이 거기에 있다)을 여러 번 반복해서 조였다가 다시 푼다. 이 훈련은 마트 계산대에서, 자동차 안에서, 혹은 버스정류장에서 기다리는 동안에도 할 수 있다.

## 은은한 행복감: 세로토닌

○

우리를 정말로 행복하게 하는 건 화려한 풀하우스도, 중형세단도, 호화 해외여행도, 친절한 이웃도, 꿈의 직장도, 햇살 좋은 날도 아니다. 행복을 기대하며 이런 것을 열심히 좇는 사람들에게는 몹시 쓰리게 들리겠지만, 우리를 기분 좋게 하고 흡족하게 하는 것은 오로지 한 가지 호르몬 덕분이다. 그것이 우리 몸에 넉넉하게 있느냐에 우리 행복이 좌우된다. 그 호르몬이 바로 세로토닌이다.

초콜릿을 먹으면 기분이 좋아지고 운동을 하면 상쾌해지는 까닭도 결국 세로토닌 때문이다. 단, 운동은 고강도로 했을 때만 이 효과가 나타난다. 그저 잠시 거닐거나 짧게 스트레칭만 해서는 세로토닌이 넉넉하게 분비되지 않는다. 물론 걷기나 스트레칭 역시 운동은 운동이므로, 어쨌든 몸을 건강하게 하고 유연성도 높인다.

이 행복호르몬 수치가 내려가면, 우리는 재빨리 그것을 알아차리고, 주변 사람들도 눈치를 챈다. 세로토닌이 부족하면 기분이 가라앉고 자신감이 떨어지며 불안과 걱정이 늘어난다.

세로토닌 결핍이 지속되면 심지어 우울증이 생기고 강박증 같은 심리 질환도 생길 수 있다. 호르몬은 뇌에서 정보 전달을 담당하는 물질이다. 전달물질이 부족하여 정보 전달이 원활하지 못하면, 뇌의 컨트롤센터가 제대로 작동하지 않아

당신은 우울해지고, 암울한 상상을 하며 범죄나 미래에 대해 비현실적인 두려움을 품을 수도 있다.

## 세로토닌이 몸과 마음의 건강을 좌우한다

세로토닌은 기분을 좋게 하는 데만 중요한 게 아니다. 당신의 안위와 관련된 거의 모든 영역에 영향을 미친다. 예를 들어, 세로토닌은 장 신경계를 조종하기 때문에, 식욕에도 중요하다. 상사의 분노가 말 그대로 입맛을 떨어뜨렸던 경험이 분명 있을 테다. 또한, 이 호르몬은 신경을 안정시키는 음식에 식욕을 느끼게 한다.

실제로 식도에서 직장에 이르는 소화관 전체를 1억 개 이상의 신경세포가 촘촘하게 감싸고 있다. 척수 전체보다 소화관에 신경세포가 더 많다! 그러므로 소화관을 '두 번째 뇌'라고 부를 만하다. 과민성대장증후군 환자가 병원에 와서 복통, 복부팽만감, 헛배, 변비를 호소하면, 의사들은 소화관 기능 자체보다 신경망을 더 면밀하게 살핀다. 과민성대장증후군이 있는 여성 환자들은 주로 복통과 변비를, 남성 환자들은 주로 설사를 호소한다. 하지만 의사들은 증상의 원인을 신체 기관에서 찾아내지 못할 때가 많다. 환자에게는 매우 절망적인 일이 아닐 수 없다. 원인은 세로토닌 결핍 때문일 수 있다.

**복부에 있는 우리의 두 번째 뇌는 건강뿐 아니라 생각에도 영향을 미친다.**

## 복부 뇌와 머리 뇌를 연결하는 호르몬

그래서 우리 복부에 있는 이런 신경망을 '복부 뇌'라고
도 부른다. 소화 근육 사이에 있는 이 얇은 층은 무엇보다 소
화와 장운동을 조종하는 일을 맡는다. 머리 뇌, 그러니까 우
리 두뇌에서 생각, 감정, 기억을 담당하는 영역과 똑같은 과
정이 복부 뇌에서도 진행된다. 세로토닌이나 도파민 혹은 엔
도르핀 같은 기분호르몬이 머리뿐 아니라 복부에서도 생성된
다. 머리 뇌와 복부 뇌는 호르몬을 통해 지속적으로 대화한다.
세로토닌이 1930년대에 처음으로 분리된 곳도 장점막이었다.
당시에는 '엔테라민'(enteramin)으로 불렸는데, 그리스어로 '엔
테론'(enteron)은 장(腸)을 뜻한다. 그다음 1948년에 다른 연구
진이 혈관 수축 물질인 세로토닌을 발견했다. 'Serum'(혈청) +
'Tonus'(긴장) = 세로토닌. 그 직후에 엔테라민과 세로토닌이
같은 호르몬임이 입증되었다.

세로토닌은 자연에 널리 퍼져 있다. 버섯, 식물 심지어
아메바도 세로토닌을 생성한다. 호두, 바나나, 파인애플 등 수
많은 식료에 세로토닌이 들어 있다. 그러나 음식을 통해 섭취
한 호르몬은 머리에 있는 이른바 혈액뇌장벽을 통과할 수 없
고, 그래서 우리를 더 행복하게 하지 못한다. 두뇌나 장에서
직접 분비된 세로토닌만 우리를 행복하게 할 수 있다. 그러므
로 세로토닌이 함유된 알약 역시 행복에 아무런 도움이 안 된
다. 하지만 초콜릿을 먹으면 정말 기분이 좋아지는데 그 이유
는 따로 있다(97쪽 '초콜릿은 잊어라' 참고).

## 솔기핵: 세로토닌의 요람

우리의 행복감이나 불쾌감은 정말 '배에서 나오고', 이 때 세로토닌이 확실히 역할을 한다. 머리 뇌와 복부 뇌에서 정보 전달이 제대로 진행되는 데 필요한 아주 결정적인 호르몬이 세로토닌이기 때문이다. 체내의 거의 모든(99%) 세로토닌은 장에 저장된다. 비록 뇌에서 생성되는 세로토닌의 양이 상대적으로 소량이더라도, 세로토닌은 머리에서도 막대한 효력을 행사한다. 세로토닌의 요람은 이른바 뇌줄기(뇌간)에 있는 솔기핵이다. 이 호르몬은 아미노산 트립토판으로 만들어진다. 그러므로 세로토닌 공급을 넉넉하게 보장하려면 영양섭취 역시 매우 중요하다.

세로토닌은 조직 호르몬으로 다양한 신체에 작용한다. 혈관을 수축하고 이완함으로써 심혈관계를 조절한다. 각각 수축 및 이완을 담당하는 수용체와 결합하여 혈관을 좁히거나 (예를 들어, 다친 뒤 혈액 응고에 중요하다) 확장한다.

세로토닌은 다재다능하다. 단순히 행복호르몬 그 이상이다. 세로토닌은 호르몬이면서 동시에 모든 것이 정상적으로 진행되도록 돕는 '신경전달물질'이기 때문이다. 예를 들어, 세로토닌이 없으면 당신은 잠을 잘 수 없다. 세로토닌은 날이 점점 어두워지면 피로감을 만들고, 곤히 잠들게 하는 멜라토닌으로 변하기 때문이다. 한 마디로, 세로토닌의 도움으로 우리는 아주 아주 많은 걸 한다. 세로토닌은 다음과 같은 일에 관여한다.

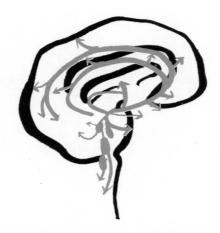

● 붉은 매듭으로 표시된 것이 솔기핵 섬유다. 뇌 곳곳에 퍼져 있다.

- 기분뿐 아니라 자제력과 분노도 조종한다.
- 긴장을 풀어준다.
- 수면 리듬을 조종하고 숙면을 돕는다.
- 부정적 스트레스의 강도 조절
- 통증 강도 조절
- 식욕 억제 효과로 허기를 잘 참게 한다.
- 체온 유지
- 장운동 조절
- 혈관 근육과 혈액 응고

### 정상 수치

세로토닌 수치는 소변이나 혈소판 검사로 측정할 수

있는데, 측정 시각에 따라 크게 달라진다. 성인의 기준값은 다음과 같다.

- 혈액의 세로토닌: ⟨ 2μmol/l
- 소변의 세로토닌: ⟨ 1μmol/d
- 소변의 5-히드록시인돌아세트산(5-HIES): ⟨ 8μg/d 또는 ⟨ 40μmol/l

**너무 높으면?**

세로토닌 과분비는 결핍과 마찬가지로 건강에 해롭다. 항우울제 같은 약물과의 상호작용으로 종종 과분비가 생기는데 세포토닌 과분비를 세로토닌증후군이라고 부른다. 주요 증상은 다음과 같다.

- 초조
- 불안감
- 흥분
- 근육 긴장
- 근육 마비 및 경련
- 고혈압
- 설사와 호흡곤란

세로토닌증후군을 예방하려면, 의사와 상의하여 항우

울제 용량을 조절해야 한다. 신경내분비종양(호르몬 분비샘에서 기인하는 희귀암)의 경우에도 세로토닌 수치가 과도하게 올라간다.

소화기관 점막 세포에 염증이 생겨 곡류에 함유된 글루텐을 소화하지 못하는 만성질환인 셀리악병 역시 세로토닌 수치를 과도하게 높인다. 세로토닌은 여러 관점에서 매우 인상적인 호르몬이다.

### 너무 낮으면?

세로토닌 결핍이면 다음과 같은 증상이 나타난다.

- 우울감
- 불안감
- 편두통(발병 전에 세로토닌 수치가 급격하게 떨어진다)
- 과체중
- 탈진증후군

우울증은 이른바 세로토닌 재흡수 억제제로 치료한다. SSRI(선택적 세로토닌 재흡수 억제제)를 쓰면, 세로토닌이 뇌의 신경세포 소통에서 더 오래 효력을 내도록 할 수 있다. 즉, 전달물질이 너무 빨리 분해되는 것을 막아 뇌의 세로토닌 수치를 올림으로써 간접적으로 세로토닌 결핍을 보완한다. 불안장애와 강박장애 치료에도 SSRI를 자주 처방한다.

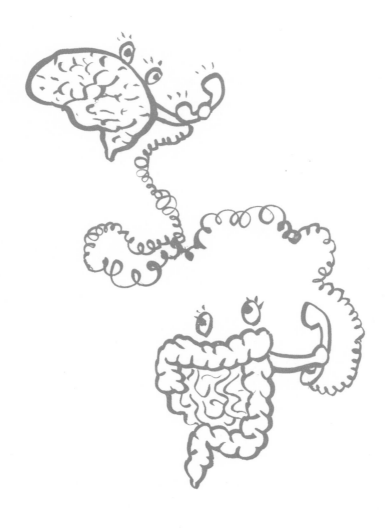

● **활발하게 교류하는 복부 뇌와 머리 뇌**: 세로토닌 같은 기분 호르몬은 머리와 복부 양쪽에서 생성된다.

## 세로토닌 자조 프로그램

○ 초콜릿은 잊어라!

초콜릿을 먹으면 기분이 좋아진다고 해서 가정상비약처럼 애용하지만, 사실 초콜릿은 세로토닌 결핍을 보완하지 못한다. 설령 행복호르몬이 정말 코코아콩에 들어 있더라도, 입으로 들어온 후에는 뇌에 도달하지 못한다. 세로토닌 구성성분인 L-트립토판만이 뇌에 도달할 수 있다. 그럼에도 초콜릿은 여전히 이른바 신경 영양제로 칭송받는다. 간접적으로는 맞는 말이다. 코코아에는 실제로 트립토판이 함유되어 있고, 가벼운 각성 효과가 있는 카페인과 테오브로민도 들어 있다. 그러나 제대로 효력을 펼치기에는 그 양이 너무 적다.

초콜릿을 먹으면 기분이 좋아지는 이유는, 초콜릿에 설탕이 많이 들어 있기 때문이다. 설탕은 뇌에서 수많은 중간단계를 거쳐 보상 호르몬인 도파민 생성을 촉진한다(153쪽 '도파민' 참고). 그러나 스트레스를 없애는 수단으로 설탕을 자주 다량으로 먹는 것은 좋지 않다. 설탕은 살찌게 하고, 병들게 하고, 인슐린 수치에도 좋지 않기 때문이다(인슐린에 관해서는 118쪽에서 자세히 설명하겠다). 그러므로 급성 스트레스를 완화하는 임시방편으로만 초콜릿을 이용하기 바란다.


○ 장을 아름답게

세로토닌은 혈액뇌장벽을 통과하지 못하므로, 세로토닌이 함유된 음식이나 약물을 복용하는 것은 아무 소용이 없다. 소화된 세로토닌은 필요한 곳에 도달하지 못하기 때문이다. 그러므로 우리 몸은 자체적으로 세로토닌을 생산해야 하고, 그러려면 필수 재료인 아미노산 그리고 비타민이나 미네랄 같은 이른바 협력 성분이 필요하다. 세로토닌 대부분이 장에서 생산되므로 장 건강이 매우 중요하다. 장에 좋은 것이 세로토닌 생산에도 좋다. 그러므로 매일 섬유질을 충분하게 섭취하라. 도정하지 않은 곡류, 밀기울, 채소, 너무 달지 않은 과일 등등. 요구르트나 쿠아르크처럼 건강한 유산균이 함유된 새콤한 유제품도 장 건강에 좋다.

○ 녹차

세로토닌의 가장 중요한 구성성분인 트립토판은 견과류, 생선, 밀에 들어 있다. 몸은 이 아미노산으로 중간단계인 5-HTP를 만들고, 뇌가 이것을 세로토닌으로 바꾼다.

L-테아닌은 아미노산인데, 오로지 녹차에만 들어 있고 녹차에 단맛과 감칠맛을 부여한다. 이것은 뇌의 세로토닌과 도파민 농도를 높인다. L-테아닌의 독보적인 능력은 바로 뇌에서 알파파의 활동성을 높이는 것이다. 알파파는 정신적으로 편안한 상태에서 등장한다. 퀸즈랜드대학교의 연구진은 L-테아닌의 이완 효과를 입증했다.

○ 오메가-3 포화지방산

오메가-3 필수 포화지방산은 연어와 고등어 같은 기름

진 바다생선에 주로 들어 있지만, 렌즈콩과 카놀라유에도 있다. 이 지방산은 새로운 뇌세포 생성에 중요하며, 두 가지 주요 성분은 도코사헥사엔산(DHA)과 에이코사펜타엔산(EPA)이다. 이 둘은 세로토닌과 결합하는 체세포 수용체를 더 민감하게 할 뿐 아니라 세로토닌 분비도 높인다.

○ 세로토닌 생산에 협력하는 비타민

비타민 B6이 필요하다. 몸은 자체적으로 이것을 생산하지 못하지만, 다행히 수많은 음식에 들어 있다. 식물성으로는 아보카도, 양배추, 녹두, 렌즈콩이 좋고, 동물성으로는 가금류, 간, 생선 등을 추천한다.

비타민 D3은 기분을 좋게 하는 데 가장 중요한 비타민이다. 그러니 어서 햇볕 쐬러 출발! 혹은 약국에 가서 비타민 D를 사라(안전을 위해 먼저 세로토닌 수치를 측정한 뒤에).

○ 릴렉스!

스트레스는 세로토닌을 마구 낭비한다. 따라서 근육이완치료법(PMR) 같은 배우기 쉬운 이완 기술을 배워보길 권한다. 혹은 스트레스가 다시 밀려올 때마다 수를 세며 깊이 호흡하는 것도 좋다. 그렇게 하면 스트레스 호르몬인 코르티솔, 아드레날린, 노르아드레날린을 통제할 수 있다.

빡빡한 일정 때문에 압박을 받을 때 혹은 동료 때문에 화가 나 폭발할 것 같을 때라면 줄넘기, 줄 없는 줄넘기, 빨리 걷기, 가상의 샌드백을 치는 쉐도우복싱 등이 도움이 된다. 이것이 왜 도움이 되는지는 143쪽 '스트레스 줄이기는 쉽지 않다'에서 설명하겠다.

○ 더 빨리, 더 높이, 더 멀리

세로토닌 저장고를 운동으로 채우려면 하체운동을 하고, 땀이 날 때까지 많이 걸어라. 여러 연구가 증명하듯, 땀이 날 정도의 지구력 훈련은 세로토닌 수치를 높인다. 신체 활동을 통해 트립토판 공급이 높아지기 때문이다.

○ 홍경천

바위돌꽃이라고도 불리는 이 꽃은 고대 그리스 시절부터 이미 몸과 정신의 활력을 높이는 데 사용되었다. 이 약초는 실제로 탁월한 세로토닌 강화제로서 세로토닌 킬러인 코르티솔도 줄인다. 홍경천은 또한, 혈액뇌장벽의 투과성을 강화하여, 세로토닌이 더 빨리 뇌에 도달할 수 있게 돕는다. 약국에서 관련 제품을 살 수 있다.

## 단잠 요정: 멜라토닌

○

간밤에 잠이 안 와서 고생하지도 않았고, 늦게까지 드라마를 몰아보지도 않았으며, 친구들과 술판을 벌이지도 않았는데, 다음날 낮에 계속 피곤하고 기운이 없다면 원인은 대개 신선한 공기가 부족해서이다. 밤에 침실 창문을 열어 환기하라는 말은 아니다. 낮에 밖에 나가 충분히 햇볕을 쬐는 것이 좋다. 겨울에도, 비가 올 때도 마찬가지다. 햇살이 구름에 가려지더라도 태양은 매일 충분한 햇살을 보내고 있다. 그러니 추운 바깥보다 따뜻한 실내가 더 아늑하고 좋더라도 매일 밖에 나가라.

### 외출만큼 좋은 건 없다!

낮에 최소한 30분 정도는 외출해야 한다. 그러지 않으면 결핍이 시작되고, 늘 그렇듯 호르몬 균형이 깨진다. 밤에 잠들지 못하고 뒤척인다면, 혹은 아침에 멍한 상태로 커피를 마시며 '왜 이렇게 피곤하지?'라는 생각이 든다면, 멜라토닌 결핍 상태다.

몸은 멜리토닌을 분비하여 우리에게 단잠을 선사한다. 멜라토닌은 밖이(그리고 침실이) 어두울수록 더 많이 분비된다. 잠들기 1시간 전에는 청색 빛을 방출하는 컴퓨터나 스마트폰 사용을 피하는 게 좋다. 멜라토닌은 생체시계의 열쇠다.

물론, 잠들고 깨어나는 시간은 출근이나 등교 시간 같은 일상의 흐름에 많이 좌우된다. 그리고 밤낮의 길이 같은 외적 요인에도 좌우된다. 교대 근무자이거나 밤에 일해야 하는 직업이 아니라면, 일반적으로 우리는 밖이 환할 때 깨어 있고 어두울 때 잔다.

## 생체시계의 작동 원리와 역할

생물학적 요인들 역시 잠들고 깨어나는 일에 영향을 미친다. 자연적인 수면 조절 과정을 전문용어로 '수면 항상성'(Sleep homeostasis)이라고 부른다. 오래 깨어 있을수록 수면 욕구가 더 강해지고, 반대로 밤에 푹 잘 잤으면 수면 욕구는 준다는 뜻이다. 우리는 대략 16시간을 깨어 있은 후 8시간을 자고, 이 시간에 '재생 작업'을 한다. 성인은 대략 하루의 3분의 2를 깨어 있고, 나머지는 잠으로 보낸다. 당신이 60세라면 잠으로 보낸 시간을 합하면 20년이나 된다.

수면 항상성 외에 또 다른 수면 조절 과정이 있다. 잠은 우리 몸의 이른바 활동일 주기(活動日 週記, circadian rhythm)의 일부다. '서캐디언'(circadian)은 라틴어의 두 단어 *circa*와 *dies*를 합친 개념으로, '약 하루'라는 뜻이다. 이 활동일 주기가 수면 리듬, 활동, 체온, 그 밖의 여러 체내 과정을 조종한다.

모든 것이 리듬을 따른다. 때때로 한 시간에 수천 번, 밀리 초 단위로 전기 신호가 신경계를 통해 보내지고, 호흡과 심장박동은 초 단위로 이어지며, 위와 장 근육은 분 단위로 수축한다. 우리는 24시간 이러한 리듬으로 잠들고 깨어난다. 여성 호르몬이 월 단위로 변동하고, 어떤 신체 기능은 계절에 따라 변동한다.

또한, 생체시계는 온종일 모든 신체 기능을 조절한다. 24시간 리듬에 따라 혈압, 맥박, 체온, 호르몬 분비를 조절한다. 생체시계는 성장호르몬 소마트로핀이 밤에 많이 분비되도록 하여 우리가 자는 동안 몸에서 수리 과정이 제대로 진행될 수 있게 한다. 그리고 아침에 코르티솔 분비를 강화해 우리가 활동을 시작할 수 있게 한다. 이 리듬에 따라 면역세포는 낮에 가장 많은 항체를 생성하고, 밤에 머리카락이 자라고 피부가 휴식한다.

### 피곤할 땐 자라!

인간은 잠을 참을 수 있는 유일한 포유류이다. 개, 고양이, 쥐는 우리보다 분별 있게 행동한다. 그들은 피곤하면 잔다. 그러나 사람은 중요한 드라마를 놓칠까 봐 불안해서 혹은 재밌는 책을 끝까지 읽고 싶어서 잠을 참고, 일찍 잠자리에 들기보다는 마침내 찾아온 주말을 맘껏 누리고자 한다. 어렵게 아이를 재운 뒤 드디어 어른들의 일을 기쁘게 하려는 부모들도 여기에 속한다. 그런 식으로 부부만의 오붓한 시간을 약간 얻어내지만, 그 대신 소중한 수면 휴식 시간을 놓친다.

### 조종센터: 시교차상핵

그렇다면 도대체 무엇이 생체시계에 영향을 미칠까? 하버드의대 수면연구자 찰스 차이슬러는 빛이 활동일 주기 리듬에 강한 영향을 미친다는 사실을 입증했을 뿐 아니라, 우리의 생체시계 바늘이 정확히 24시간 11분 주기로 돈다는 것도 알아냈다. 사이뇌의 작은 영역이 그것을 제어한다. 이 영역을 시교차상핵 혹은 약자로 SCN이라고 한다(Supra-chiasmatic

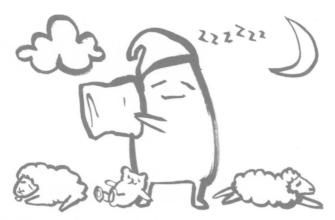

●불을 끄고 휴식을 취하고 규칙적으로 생활하라. 그러면 멜라토닌은 당신의 좋은 친구이자 단잠 요정으로 훌륭한 일을 해낸다.

Nucleus, 발음하기가 어려워서 그렇지, 대단히 기발한 이름이다). 빛을 감지하는 시신경이 시교차상핵에서 교차한다. 빛에 대한 정보가 시교차상핵에서 출발하여 여러 거점을 지나 솔방울샘으로 전달되고, 솔방울샘은 정보에 따라 멜라토닌을 많이 혹은 적게 분비한다.

### 시간과 계절에 따라 변동하는 멜라토닌 수치

눈의 망막과 장도 수면호르몬 멜라토닌을 소량 방출한다. 멜라토닌은 잠을 잘 자게 하고 면역체계를 강화한다. 멜라토닌 수치는 낮보다 밤에 약 10배 더 높다.

멜라토닌 수치는 일반적으로 밤의 흐름과 일치한다. 어두워지기 시작하자마자 멜라토닌 생산량이 증가하여 새벽

1~3시에 최고점에 도달한 뒤 다시 감소한다. 낮이 긴 여름에는 멜라토닌이 겨울보다 더 적게 분비된다. 전등 같은 인공조명도 밤에 멜라토닌 생성을 억제한다. 침대 맡에 불을 밤새 켜 두면, 멜라토닌 농도가 최대 50퍼센트까지 감소한다.

날이 밝아 잠에서 깨면, 솔방울샘이 다시 업무를 시작하고, 멜라토닌은 분해된다.

### 생애에 따라 변동하는 멜라토닌 수치

생애 흐름에 따라서도 멜라토닌 생산량은 변한다. 생후 12주 된 아기의 솔방울샘이 밤에 멜라토닌을 가장 많이 생성한다. 이때 최고 정점을 찍은 후 멜라토닌 생성은 서서히 그러나 꾸준히 감소한다. 사춘기 끝 무렵이면 벌써 솔방울샘은 생후 12주 때의 80퍼센트만 멜라토닌을 생성한다. 그래서 많은 청소년이 오랫동안 유지했던, 일찍 자고 일찍 일어나는 종달새 수면 패턴을 버리고, 밤늦게까지 활동하고 아침에 거의 일어나지 않는 부엉이 수면 패턴을 따르는 것이다.

이런 이유로 수면 연구자들은, 사춘기부터 등교 시간을 한 시간 뒤로 늦추어야 한다고 몇 년째 권고한다. 그것이 사춘기 아이들의 생체리듬에 맞고, 학습능률도 더 높여주기 때문이다. 나이가 들수록 멜라토닌 양은 매년 서서히 감소한다. 성인이 되었을 때 실제로 얼마나 감소하느냐는 개인에 따라 다르다.

멜라토닌의 시작은 아미노산 트립토판이다. 기분을 좋

게 하는 세로토닌의 필수 물질로 앞에서 이미 만난 적이 있는 그 트립토판이다. 이 아미노산은 체내에서 먼저 세로토닌이 되고 나중에 멜라토닌이 된다. 멜라토닌은 미디어에서 자주 '기적의 묘약'으로 소개된다. 예를 들어, 이 호르몬은 노화를 방지하고 몸과 뼈를 강하게 한다는 것이다. 비행기 조종사, 해외여행을 많이 다니는 사람, 해외 출장이 잦은 기업인들이 시차 적응을 쉽게 하고자 종종 인터넷에서 약을 산다. 그러나 의사와 상의 없이 멜라토닌을 복용해선 절대 안 된다. 함부로 복용한 멜라토닌이 다른 호르몬에 막중한 영향을 미칠 수 있기 때문이다.

진심으로 경고하건대, 절대 멜라토닌을 함부로 복용하지 말라! 장기적으로 어떤 위험이 뒤따를지 충분히 연구되지 않았다. 부작용에 관해 그저 추측만 할 뿐이다. 멜라토닌이 외부에서 들어온다면 우리 몸이 자체 생산을 중단할 수도 있다. 이것은 정말 매우 좋지 않은 일이다. 스위스 명품시계의 톱니 사이에 배터리를 끼어 넣었는데, 그 후에 시계가 멈춰버리는 상황과 같다. 이에 관한 연구가 많지 않으므로, 독일은 멜라토닌을 의약품으로 승인하지 않았다.

### 정상 수치
멜라토닌의 평균 수치는 다음과 같다.

- 낮에는 10pg/ml이 정상인데, 이것은 혈액 1밀리리터

당 10억 분의 1밀리그램이 들어 있다는 뜻이다.

- 밤에는 100pg/ml이 정상인데, 이것은 혈액 1밀리리터당 100만 분의 1밀리그램이 들어 있다는 뜻이다.

시간마다 체혈해 멜라토닌의 특정 분해물인 6-하이드록시-멜라토닌설페이트를 조사하면, 멜라토닌 농도가 밤에 어떻게 변하는지 측정할 수 있다. 이보다 덜 피곤한 방법으로는 1~3시에 침 성분을 검사하거나 아침 첫 소변을 분석하여 멜라토닌 농도를 측정한다.

### 멜라토닌 수치가 심하게 낮아지는 이유

멜라토닌 수치가 심하게 낮으면 다음과 같은 현상이 생긴다.

- 잠이 잘 오지 않고, 낮에 몹시 피곤하다.
- 컨디션이 썩 좋지 않다.
- 면역체계가 약해진다.
- 수면 장애 경향이 나타난다.
- 잠들기 힘들고 너무 일찍 잠이 깬다.
- 장기적으로 더 쉽게 병에 걸린다.
- 집중력이 떨어진다.
- 기억력이 약해진다.
- 감정 기복이 심해진다.

그리고 원인은 다음과 같다.

- 낮이 길거나(여름) 전등, 텔레비전, 컴퓨터 등으로 밤 늦도록 환한 환경
- 세로토닌 결핍
- 특정 약물(예를 들어, 글루코코르티코이드, 베타차단제 [β-blocker], 아스피린)
- 카페인 음료(커피, 홍차나 녹차, 에너지음료)
- 음주와 흡연
- 과도한 저녁 운동
- 만성적인 부정적 스트레스

## 멜라토닌 수치가 심하게 높아지는 이유

멜라토닌 수치가 너무 높으면 이런 일이 생긴다.

- 아침에 일어나기 힘들고, 낮에 기운도 의욕도 없다.
- 고환이 쪼그라들고 정자 활동성이 약해져 불임이나 난임이 될 수 있다.
- 수면 장애와 피로감이 늘어난다.

그리고 원인은 다음과 같다.

- 가을과 겨울에 밤이 길어서

- 간 기능 장애
- 비타민 B3이나 비타민 B6의 과복용
- 모노아민 산화효소(MAO) 억제제나 삼환계 항우울제(TCAS) 같은 특정 항우울제 형식으로 혹은 치료 목적으로 트립토판을 복용해서
- 멜라토닌 수치가 비행기 속도를 따라잡지 못해 생기는 시차 부적응

### 멜라토닌 자조 프로그램

세로토닌 자조 프로그램을 그대로 실천하는 것이 가장 좋다. 그러면 멜라토닌 문제도 금세 해결된다. 어차피 한 쪽이 해결되면 다른 쪽은 저절로 풀린다.

#### ○ 햇볕 일일 할당량을 채워라

아침 출근길에 지하철역이나 버스정류장으로 걸어가면서 혹은 점심에 근처 식당까지 걷는 동안 할당량을 다 채울 수 있다. 점심을 실내가 아니라 공원 벤치에 앉아서 먹는다면 가장 좋다. 햇볕을 많이 쬐면 계절성 우울증도 예방할 수 있기 때문이다.

#### ○ 자연광 조명

심한 시차 부적응, 수면 리듬 장애, 계절성 우울증 같은 몇몇 장애에는 특수조명을 이용한 빛 치료가 도움이 된다. 잠

드는 시간과 일어나는 시간을 규칙적으로 지켜라. 그것이 수면 리듬을 안정시킨다. 규칙적으로 생활할수록, 생체시계를 정상으로 유지하기가 더 쉽다. 근무, 식사, 산책 혹은 운동은 언제나 규칙적인 리듬으로 해야 한다.

### ○ 낮에 활동하라

낮에 활동하고, 저녁에는 힘든 운동을 삼가라. 장시간의 힘든 운동은 주말로 미뤄라. 저녁에는 가벼운 산책이 좋다. 그것이 긴장을 풀어주고 일상의 스트레스를 해소한다.

### ○ 저녁에 카페인 음료를 마시지 말라

점심시간 이후에는 카페인 음료를 마시지 마라! 술과 니코틴 역시 잠들지 못하게 방해한다. 혹은 잠을 자더라도 여전히 피곤하다. 증상이 심하다면 자기 전에 박하차, 홉차 혹은 쥐오줌풀차를 마셔라. 자연요법에서 쓰는 대표적인 수면 약초다. 약국에서 수면 차를 조제해 마시는 것이 가장 좋다.

### ○ 저녁에 너무 많이 먹지 말라

소화가 잘 안 되는 음식은 가능한 한 피하라. 평소 소화 불량이 잦은 사람은 구이, 튀김, 매운 음식, 갓 구운 빵 혹은 소화가 어려운 생식은 멀리하는 것이 좋다. 저지방 채식, 생선이나 해산물, 기름기 적은 고기 수프, 두부, 채소, 가벼운 전채 요리 그리고 물이나 허브티를 곁들이면 좋다.

○ 잠자러 가기 전에 이완하기

일단 텔레비전을 일찍 *끄고*, 메일이나 휴대전화도 더는 보지 말고, 업무는 옆으로 밀어두고(침대 밑에 밀어둬선 안 된다) 무엇보다 침대를 같이 쓰는 사람과 다투지 마라. 따뜻한 물로 목욕하고, 소설이나 신문을 읽고, 음악을 듣거나 근육을 풀어주는 요가를 잠시 하거나 그 밖에 몸과 마음을 편안하게 해주는 뭔가를 하라.

○ 잠자기 좋은 환경을 마련하라

잠자기 좋은 환경이란, 집에서 가장 조용한 방이어야 하고, 어둡고, 환기가 잘 되며, 실내온도가 18도 이상이면 안 된다. 물론 그 이하여서도 안 된다. 매트리스, 베개, 이불은 반드시 천연 소재여야 한다. 침대에 누워 텔레비전을 봐선 안 되고,

**규칙적인 숙면이 건강에 가장 중요하다.**

늦게까지 컴퓨터 앞에 앉아 있거나 휴대전화를 붙잡고 있어선 안 된다. 빛의 자극은 잠을 달아나게 한다.

## 여름, 태양 그리고 비타민D

○

'슈퍼 호르몬', '태양 호르몬' 혹은 '태양 비타민' 등, 멋진 별명을 지닌 이 기적의 물질 역시 천연 호르몬에 속한다.

이 호르몬이 비타민으로 불리게 된 것은 비타민 A, B1, C를 발견한 사람 때문이다. 미국의 화학자 엘머 매콜럼은 1920년 초에 간유에서 이들의 흔적을 찾아냈다. 이 간유는 대구과 생선의 간에서 추출한 것으로, 당시에는 아이 영양제, 특히 뼈를 튼튼하게 하는 영양제로 통했다. 새로 발견된 비타민 중에서 뼈에 꼭 필요한 네 번째 비타민은, 알파벳 D를 받았다.

그러나 이 물질이 뼈를 튼튼하게 하는 일 외에 또 무엇을 하는지 당시는 물론이고 1970년대까지도 전혀 알지 못했다. 발견된 지 1년이 지났을 때, 병리학자 해리 골드블라트와 캐서린 솜스는, 뼈와 칼슘 대사에 미치는 비타민 D의 긍정적 효과가 햇볕과 관련 있음을 증명했다.

최근 몇십 년 사이 수많은 연구가 진행됐다. 그사이 비타민 D는 난치병이나 만성질환의 예방과 치료를 위한 열쇠로 취급된다. 비타민 D의 잠재력은 확실히 끝이 없어 보인다.

이 기적의 물질은 어떻게 우리 삶에서 특별한 자리를 차지하게 되었을까? 우리 몸은 이 지용성 비타민을 자체적으로 생성할 수 있다. 또한, 비타민 D의 화학구조는 성호르몬과 매우 유사하다. 에스트로겐, 프로게스트론, 테스토스테론과 마찬가지로, 비타민 D를 생성하려면 콜레스테롤(그렇다. 요즘 미움을 많이 받는 그것 맞다. 콜레스테롤은 너무 많으면 나쁘지만 반드시 필요한 성분이다)이 반드시 필요하다. 그리고 태양의 자외선과 반드시 결합해야 한다.

비타민 D는 매우 복잡한 과정을 거쳐 간에서 생성된

다. 이것은 간에 저장되어 있다가 25-OH-비타민 D3(혹은 칼시디올, 의사들은 이 상태를 '중간 활성 비타민'으로 부른다—편집자)으로 변해 비타민 D 물질대사를 위한 토대를 마련한다. 25-OH-비타민 D3이 다른 호르몬처럼 혈관을 따라 이동하여 체세포의 특정 수용체와 결합하면 체세포 내부에서 1.25-OH-비타민(혹은 칼시트리올)이 생긴다. 이제 이것이 세포 물질대사에 관여하고 세포핵의 유전자에 영향을 미친다. 이것은 매우 중요한 발견인데, 세포는 필요에 따라 유전자를 살리거나 죽일 수 있기 때문이다. 25-OH-비타민 D3이 결핍되면, 특정 유전자가 죽는다. 이것은 물질대사 장애를 일으켜 신체 기관의 기능을 제한하고 병들게 한다.

애석하게도 비타민 D3 결핍은 아주 쉽게 생긴다. 일주일 내내 햇볕이 들지 않는 폐쇄된 공간에서 지내면 즉시 비타민 D3 결핍이 일어난다. 햇볕은 마법의 요정처럼, 체내 호르몬을 '건강 지킴이'라는 원래 목적에 맞게 슈퍼물질로 만든다. 독일 국민 60퍼센트가 비타민 D3 결핍 상태이다(한국인 여성의 93퍼센트가 결핍이라는 통계가 있다—편집자). 오늘날 거의 모두가 더 이상 들판에서 일하지 않고, 취미 활동마저도 거실에서 하는 것 때문만은 아니다. '종에 적합하지 않은' 생활방식 자체가 문제의 원인으로 지적된다. 인간은 원래 신선한 공기와 운동을 필요로 한다.

결핍의 또 다른 원인으로는 장을 통한 비타민 D의 흡수 부족, 시간 부족(임신, 모유 수유, 육아 등으로), 교대 근무, 와

병 생활 또는 항 간질약 복용 때문이다. 아무튼 음식으로 이런 결핍을 보완하기는 거의 불가능하다.

### 비타민 D3이 꼭 필요한 이유

- 면역체계: 비타민 D3은 염증, 독감 바이러스, 콧물감기뿐 아니라 크론병, 궤양성 대장염, 류머티즘 같은 자가면역질환을 방어한다.

- 뇌: 겨울에 햇볕이 너무 적어 우울해지면, 낮이 짧은 몇 달 동안은 태양 비타민제를 복용하여 겨울 우울증을 예방할 수 있다. 갓 출산한 산모를 힘들게 하는 산후 우울증도 이 비타민으로 예방할 수 있다. 태양 호르몬은 세로토닌과 도파민 생성에 중요한 역할을 한다. 이 호르몬이 부족하면 기분이 지하까지 내려갈 수 있다. 이 호르몬은 파킨슨병, 다발성 경화증, 알츠하이머를 방어할 뿐 아니라, 시상하부 일부인 시교차상핵(SCN)을 자극한다. 시교차상핵은 체온뿐 아니라 코르티솔과 멜라토닌 분비 조절을 도우며 생체시계를 조절하는 곳이다. 즉, 언제 피곤해져서 잠이 오고 언제 잠에서 깨는지가 조종된다.

- 심혈관계: 비타민 D는 혈압을 안정시키고 혈관을 보호한다. 그러므로 이 호르몬은 뇌졸중과 심근경색을 막는 슈퍼보호자이다.

- 뼈: 두말하면 잔소리다. 비타민 D는 뼈를 튼튼하게

하고 구루병, 골다공증 및 골절을 예방한다.

- 근육: 비타민 D 수치가 높으면 근력과 탄력이 강화된다.
- 혈당: 이 호르몬은 췌장의 인슐린 생성에도 긍정적인 효력을 미쳐 당뇨병을 예방한다.
- 종양: 비타민 D는 암을 예방할 수 있고(특히 유방암과 대장암), 이미 종양이 생긴 경우에는 세포의 자기파괴 프로그램을 지원한다.

## 비타민 D가 부족하면

비타민 D 부족은 즉시 인지되지는 않는다. 가장 분명한 증상은 뼈가 약해지는 것이다. 그러나 뼈가 약해진 걸 알아차렸다면, 때는 이미 늦었다. 극단적인 비타민 결핍으로 생긴 뼈의 약화는 더는 손 쓸 수가 없기 때문이다. 우리의 몸은 다양한 곳에서 비타민 D를 필요로 하기 때문에, 결핍 증상 역시 여러 모습을 띤다.

- 탈모, 피부질환
- 심부전
- 집중력 장애, 피로감
- 긴장, 예민, 우울감, 수면 장애
- 아동의 성장 장애
- 두통, 관절통, 근육통

비타민 D 결핍으로 생길 수 있는 질병은 다음과 같다.

- 잦은 감염
- 천식
- 치매
- 우울증
- 암
- 다발성 경화증
- 상처가 더디게 아무는 증상
- 허리통증
- 뼈 노화

### 얼마나 필요할까?

비타민 D 결핍이 의심되면, 혈청 수치 또는 비타민 D 의 저장형식인 25-OH-비타민을 점검한다. 구체적인 의학적

### 비타민 D 활성화

장이 비타민 D를 흡수하게 하려면, 언제나 지방 섭취가 중요하다. 아주 소량만 섭취해도 넉넉하다. 최신 연구에 따르면, 세바스티안 크나이프(Sebastian Kneipp)가 개발한 '냉온 수욕 요법'은 물론이고, 평소 아침에 찬물로 샤워를 하면 비타민 D 활성화에 도움이 된다.

근거가 있으면 검사 비용은 보험 처리할 수 있다. 집에서 편하게 쓸 수 있는 진단키트도 나왔다. 가정용 진단키트를 사용한다면, 손끝을 바늘로 찔러 검출한 혈액 샘플을 동봉된 주소로 보내면 된다. 그러면 며칠 뒤에 결과가 나온다. 비타민 D의 정상 수치는 40~60ng/ml이다. 기준이 이렇게 낮지만, 독일인의 평균 수치는 16ng/ml에 그친다.

### 비타민 D 자조 프로그램
○ 지금 당장 밖으로!

4월부터 9월까지는 밖에서 햇볕을 많이 쬐는 것이 가장 좋은 방법이다. 점심 햇살은 비타민 D 생성에 특히 효과적이다. 피부 유형에 영향을 받긴 하지만(밝은 피부가 어두운 피부보다 비타민 D를 더 빨리 생성한다), 티셔츠와 반바지 차림으로 10~20분이면 비타민 D 최대 생산량인 약 1만 IE(국제단위)를 채울 수 있다.

그러므로 선크림은 외출 후 20분 뒤에 바르는 것이 좋다. 선크림이 비록 피부암을 막아주지만, UVB(자외선 B) 차단으로 비타민 D 생성도 막아 오히려 다른 암에 걸릴 위험을 높이기 때문이다. 당연히 일광화상은 막아야 하지만, 자외선 차단 이전에 태양을 누리는 시간을 확보해야 한다.

인공일광욕은 피하라. 인공일광욕 기계는 태닝을 위해 UVA(자외선 A)를 강하게 방출하는데, 비타민 D 생성에 필요한 광선은 UVB이다.

○ 몸에 좋은 음식을 섭취하라

다른 지용성 혹은 수용성 비타민과 마찬가지로, 비타민 D 역시 음식을 통해 얻을 수 있다. 그러나 아주 소량만 얻을 수 있고, 그것도, 극히 일부 식료, 특히 지방이 많은 생선에서만 얻을 수 있다. 일일 필요량 4,000 IE를 채우려면 매일 연어 1.6킬로그램(16µg/100g) 혹은 달걀 160개(2.9µg/100g)를 먹어야 한다! 비타민 D를 가장 많이 얻을 수 있는 식물성 식료는 아보카도이다(5µg/100g).

○ 필요에 따라 보충제를 복용하라

비타민 D 보충제를 복용하는 방법도 있다. 그러나 반드시 의사와 상의한 후에 복용해야 한다. 햇볕을 통해서는 비타민 D가 과도하게 생성되는 문제가 생기지 않는다. 그러나 보충제라면 과용량 복용이 될 수 있다. 그러므로 독단으로 보충제 용량을 정해선 안 된다.

## 좋은 경찰, 나쁜 경찰: 인슐린

○

인슐린은 확실히 가장 잘 알려진 호르몬 중 하나다. 이 단백질 호르몬 혹은 전달물질이 없으면 아무것도 안 된다. 이 호르몬은 지구 생명체의 아주 오랜 동행자였다, 대략 4억 년 전부터 이미, 실러캔스에서 익룡까지 모든 생물체의 개별 세포는 인슐린 덕분에 에너지를 얻을 수 있었다.

그렇다. 4억 년 전이면, 인류가 등장하기 훨씬 오래전이다. 자연은 이 전달물질에게 '열쇠' 지위를 부여한 것이다. 인슐린이 없었더라면 지구 위에 생명체도 없었을 터이다. 이 호르몬이 없으면 영양대사 자체가 작동하지 않기 때문이다.

### 설탕이 맛있는 이유

세포가 사용하는 에너지를 다루면서, 설탕을 빼놓을 수는 없다. 설탕은 화학구조에 따라 다양한 모습으로 존재한다. 그러므로 요리에 쓰는 새하얀 알갱이 형태는 물론이고, 수많은 식료에 함유된 눈에 보이지 않는 당류도 여기에 포함시켜야 한다. 설탕 혹은 당류는 종류에 따라 단당류, 이당류 혹은 다당류로 분류된다. 학계에서는 이 모든 것을 하나로 합쳐 '탄수화물'이라고 부른다. 오늘날 다이어트, 건강잡지, 슈퍼푸드 등 거의 모든 곳에 이 단어가 등장한다.

탄수화물은 특히 빵, 밀가루, 감자, 과일, 채소처럼 전분(다당류)이 풍부한 식물성 식료에 많이 들어 있고, 사탕수수로 만든 설탕이나 꿀, 단풍시럽, 과일 시럽에도 있다. 탄수화물과 더불어 지방과 단백질도 대표 영양소인데, 두 영양소는 식물성과 동물성으로 분류된다.

이 세 가지 영양소가 모든 식료를 구성하므로, 우리는 어떤 식으로든 탄수화물, 지방, 단백질을 섭취할 수밖에 없다. 우리 몸은 여러 이유에서 탄수화물을 가장 좋아한다. 첫 번째 이유는, 체세포에 필요한 연료를 단백질이나 지방보다 먼저 빠르게 공급하기 때문이다. 탄수화물이 가장 먼저 도착하여 심장을 뛰게 하고, 숨 쉬고 움직이게 한다. 그런 면에서 탄수화물은 생명 유지에 매우 중요하다. 혈당 수치가 낮으면, 체세포는 맡은 임무를 제대로 수행하지 못한다. 혈당 수치가 과도하게 낮으면 의식불명에 이르거나, 심지어 죽을 수도 있다.

### '노후 원전'이 되게 방치해선 안 된다

그렇다고 탄수화물이 무조건 좋기만 한 건 아니다. 탄수화물의 부정적 영향을 심지어 알코올이나 마약에 견주는 과학자도 있다. 혈당 수치가 계속해서 과도하게 높으면(즉, 언제 어디서나 달콤한 음식을 달고 살면, 몇 년 안에 이런 일이 발생한다), 혈관이 견디지 못하고 안에서부터 서서히 고장 난다. 심근경색과 뇌졸중이 잦아지고 점점 뚱뚱해진다. 운동이나 활기찬 두뇌활동으로(두뇌는 오로지 탄수화물에 의존한다) 소비되지 않은 잔여 탄수화물은 즉시 지방으로 바뀌어 저장되기 때문이다. 손에 든 과자가 순식간에 배와 엉덩이 부위의 볼썽사나운 살로 변한다.

힘들 때를 대비해 지방으로 저장해두는 전략은 기본적으로는 좋은 일이다. 아주 옛날에, 그러니까 인간이 다른 포유동물처럼 수렵과 채집으로 살아갔을 때 그리고 먹을 것이 언제나 있지는 않았을 때, 인간은 생존을 위해 에너지를 비축해둬야 했기 때문이다.

하지만 오늘날에는 풍부한 음식, 운동 부족, 무한한 지방 저장 능력이 힘을 합해 장기적으로 우리를 병들게 한다. 특히 복부 주위에 쌓인 지방은 독립적인 호르몬 공장이 되어, 오늘날 정말 아무도 원치 않는 노후 원전처럼 시한폭탄으로 작동한다. 과체중에 혈당 수치까지 높으면, 인슐린과 글루카곤의 상호작용으로 끊임없이 세심하게 조절되던 중대한 균형이 깨지고 만다.

## 인슐린과 글루카곤의 은밀한 협동

인슐린뿐 아니라 글루카곤 역시, 평소 소화액을 생성하는 췌장에서 만들어진다. 이른바 랑게르한스섬이 췌장 전체에 분포되어 있는데, 여기에서 열쇠 호르몬이 생성된다. 인슐린은 베타세포에서 생성되고, 인슐린의 적이자 격려자인 글루카곤은 알파세포에서 생성된다.

몸의 자체 저장고에 있는 글루카곤은 끊임없이 혈당을 공급하고, 식사 뒤 혹은 에너지 드링크를 마신 다음에는 혈당을 적절히 조절하는 역할을 한다. 그다음 인슐린이 혈당 수치에 맞춰 분비된다. 인슐린은 근육세포나 간세포에 있는 자물쇠를 열쇠로 열고 신호사슬을 푼다. 그러면 이렇게 열린 통로를 통해 세포는 운송자를 파견하여 당, 아미노산, 지방산을 가져오기 시작한다. 세포 내부로 운송된 영양소들은 세포발전소(미토콘드리아)로 옮겨지고, 여기서 태워지거나 새로운 세포 구성성분으로 바뀌어 신체 및 정신 활동을 위한 에너지가 된

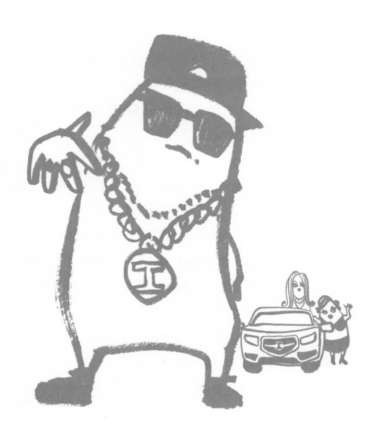

● 인슐린은 누가 세포 안으로 입장하여 파티를 즐겨도 되는지 그리고 언제 들여보내지 않을지를 명확하게 결정한다. 아무도 들여보내지 말아야 할 때가 되면, 인슐린은 파티장을 잠그고 열쇠를 버린다.

호르몬과 건강의 비밀

다. 인슐린은 또한, 근육 형성 같은 신체 단백질 형성에 중요하다.

인슐린이 일하는 동안에는 지방 분해가 차단된다. 다시 말해, 환영받지 못하는 저장된 지방이 분해되려면 인슐린이 일을 끝내고 쉬어야 한다. 그리고 인슐린을 쉬게 하려면 음식 섭취를 멈춰야 한다. 당신이 먹는 하루 세 끼(그리고 탄산수, 주스, 스무디, 설탕을 듬뿍 넣은 단 커피 등 모든 고열량 음료)로 혈당과 인슐린 수치가 오르내린다. 혈당이 높으면 포만감이 생기고, 인슐린이 자기 임무를 성공적으로 끝내 혈당이 낮아지면 허기를 느낀다.

혈당을 안정적으로 유지하려고 계속 뭔가를 먹지 않아도 된다. 혈당 유지는 글루카곤이 담당한다. 글루카곤은 간에 저장된 당으로 혈당 수치를 한동안 안정적으로 유지한다. 글루카곤의 이런 역할은, 신체 기관 특히 두뇌가 필요로 하는 기본 식량을 안정적으로 확보하는 데 매우 중요하다. 예를 들어, 밤에 자는 동안, 간은 저혈당을 막기 위해 글루코제를 넉넉하게 분비한다. 건강한 사람이라면 췌장이 지속해서 소량의 인슐린을 분비해 이 모든 과정을 측면에서 엄호한다.

## 과도한 인슐린은 해롭다

인슐린은 우리의 물질대사뿐 아니라, 당뇨병 발생에도 핵심 구실을 한다. 이 '단 오줌 병'(당뇨병)은 혈액 속에 당분이 과다하게 함유된 이른바 고혈당과 인슐린 저항성의 결과로 발병한다.

하지만 이런 상태에 이르기까지는 종종 수년이 걸린다. 당뇨병의 원인은 대개 당분이 많은 음식 섭취에 따른 과체중이다. 뚱뚱한 아이들은 강력한 당뇨병 후보들이다. 물론 식습관 변화로(무엇보다 달콤한 음료를 줄임으로써) 충분히 예방할 수 있다.

넘쳐나는 당분을 세포로 욱여넣으려고 인슐린 수치는 장기적으로 높아진다. 그러면 혈당 수치는 지하까지 내려가고 급격한 허기를 느낀다. 이런 식의 악순환이 계속되다가 언젠가 세포들은 자기방어에 나선다. 그러면 인슐린 열쇠는 세포의 자물쇠를 더는 열지 못한다. 그래서 당분과 지방은 근육이 아니라 체지방으로 변한다. 식량이 넘쳐나는데도 세포는 에너지를 넉넉하게 공급받지 못하는 것이다. 간이 서서히 지방으로 바뀌기 시작하고 결국 근육도 지방으로 바뀐다. 지방을 태우려면 근육이 필요한데 말이다.

### 대사증후군이라는 불청객

비록 공복 혈당 수치가 정상이더라도 다음과 같은 현상이 있으면, 인슐린 분비 증가를 의심해야 한다.

- 복부에 살이 찐다.
- 고혈압
- 요산 수치 상승

■ 간 수치를 살짝 높이는 지방간, 고지혈증(나쁜 트리글
  리세린에 대해서는 다들 들어봤을 것이다), 좋은 콜레스
  테롤(HDL)의 감소, 나쁜 콜레스테롤(LDL)의 과도한
  증가

이 네 가지 위험 요소는 '치명적인 사총사'라는 불명예
스러운 별명과 더불어 '대사증후군'이라는 이름으로 불린다.
대사증후군 상태에서는, 당화혈색소(HbA1c)와 공복 인슐린
수치가 동시에 상승한다.

또한, 허기 및 포만감 인지에 장애가 생긴다. 세포에서
인슐린 저항성과 동시에 포만감 호르몬인 렙틴에 대한 저항
성이 생기기 때문이다. 그러므로 뚱뚱한 사람들은 식사량을
조절하기가 대단히 힘들다. 뇌에서 렙틴이 더는 작동하지 않
기 때문이다. 또한, 지속해서 높아진 혈당 수치 때문에 여러
기관이 손상된다. 그러면 피부에 문제가 생기고 금세 피곤해
지며 면역체계가 약해져 감염이 잦아진다.

혈당 수치가 장기적으로 높은 상태라면 2형 당뇨가 진
단된다. 그러므로 수년간 인슐린 치료 뒤에 진단되는 2형 당
뇨는 인슐린 결핍 질환이 아니라 오히려 인슐린 과다에 따른
결과다. 혹은 인슐린에 대한 반응이 부족하기 때문이다. 몸은
인슐린의 신호를 더는 듣지 않는다.

1형 당뇨는 완전히 다르다. 이것은 영양섭취가 아니라
자가면역 반응의 결과다. 자가면역 반응이란 면역체계가 염증

혹은 다른 장애 때문에 자신의 신체기관을 공격하는 것이다. 1형 당뇨의 경우 면역체계가 췌장을 공격한다. 그 결과 췌장은 아주 소량만 혹은 전혀 인슐린을 생성할 수 없게 되어, 결국 주사나 펌프로 인슐린을 공급해야 한다.

### 정상 수치

당뇨병 진단에서 가장 중요한 수치는 공복 혈당 수치다. 측정 전에 10~12시간 동안 아무것도 먹지 말아야 한다는 뜻이다. 성인의 경우 정상 수치는 다음과 같다.

- 전혈: 55~90mg/dl 또는 3.1~5.0mmol/L
- 혈장: 70~100mg/dl 또는 3.8~5.6mmol/L

### 인슐린 자조 프로그램

당뇨병 예방 혹은 완화법을 소개하겠다. 당연히 생활방식이 대단히 중요한 역할을 한다.

#### ○ 운동이 최고다

물론 운동은 당뇨병 환자에게만 좋은 건 아니다. 운동은 근육을 자극하여 인슐린에 민감하게 반응하도록 한다. 이를 위해 선수 수준으로 운동할 필요는 없다. 그저 활동적으로 자주 움직이면 된다. 일상에서 많이 움직이는 것만으로도 성공적이다. 걷는 것은 누구나 할 수 있지 않은가.

여러 연구가 입증하듯이, 건강이 허락하는 한 매일 걷고 뛰면 긍정적인 효과를 기대할 수 있다. 혈압이 내려가고 건강이 좋아지며 체중이 줄거나 안정적으로 유지된다. 매일 1만 보를 걸으면(1만 보를 채우려면 대부분 따로 시간을 내서 걷거나 더 오래 산책해야만 한다), 일주일에 2,000~3,500칼로리를 태운다. 걸음 수를 세는 데는 만보기가 제격이다.

하지만 밝혀두건대, 1만 보에는 과학적 근거가 없다. 확실히 '1만'이라는 수치는 590 혹은 780보다는 마케팅 측면에서 더 좋게 들린다. 그러나 1만이라는 숫자 앞에서 사람들은 충분히 걷지 못했다는 가책을 느낀다. 영양학자들은 1만 보를 채우는 것보다 규칙적인 운동을 더 강조한다. 평소 1천 보를 걷다가 3천 보를 걷든, 혹은 3천 보에서 5천 보로 늘리든 상관없다. 자신에게 적당한 방법대로 하면 된다.

○ 친구들과 즐겁게

규칙적인 운동 프로그램에 따라 집단으로 같이 해야 성공적이다. 함께하면 더 재밌고, 동기부여가 강해지고, 관계가 좋아지며, 운동을 쉽게 그만두지 않는다. 공동체는 내면의 게으름뱅이를 극복하게 하는 비책이다. 집단 운동이 당신과 맞지 않는다면, 임시방편으로 반려동물과 함께 산책해도 좋다.

그리고 정말로 재밌게 할 수 있는 종목을 골라라. 그러면 운동을 계속하기가 더 쉽다. 걷기, 자전거, 수영, 요가에 관심이 없다면, 지역 동호회를 찾아보라. 자치단체나 의료보험 조합에서 제공하는 프로그램도 있다. 운동 동호회는 거의 모든 지역마다 있다. 줌바, 합기도, 스탠드업 패들보딩, 기공, 무엇이든 재미를 느끼는 것을 하라.

○ 규칙적인 식사

배고픔은 언제 몸이 음식을 필요로 하는지 명확히 알려준다. 그러나 다이어트 베테랑과 과체중인 사람들은 종종 몸의 자연적인 신호와 요구를 듣지 못한다. 하루 세 번 규칙적으로 먹고 중간에 간식을 먹지 않는다면, 기분 좋은 포만감이 유지되고 우리 몸은 다시 규칙적인 식사 리듬에 익숙해진다. 잦은 군것질(칼로리 높은 음료 포함!)은 배고픔과 포만감이라는 자연스러운 리듬을 금세 망가뜨린다. 그렇게 되면, 건강한 식습관으로 돌아가기가 더 어려워진다.

○ 충분한 단백질 섭취

단백질이 풍부한 식탁을 차려라. 단백질은 포만감을 주고, 특히 근육에 좋은 성분을 세포에 공급한다. 성인은 매일 단백질을 55~85그램 정도를 섭취해야 한다. 말하자면 체중 1킬로그램당 대략 1그램의 단백질을 섭취해야 한다는 뜻이다. 꼬투리열매(렌즈콩, 메주콩, 강낭콩) 100그램에는 단백질이 22그램, 유제품이나 달걀에는 각각 10그램, 육류와 생선에는 20그램이 들어 있다. 최고의 단백질 보고는 저지방 쿠아르크다.

## ○ 섬유질을 잊지 말자

단백질과 함께 채소와 샐러드를 많이 먹는 것이 가장 좋다. 채소와 샐러드에는 섬유질이 많이 함유되어 있고, 장은 틀림없이 고마워할 것이다. 섬유질은 또한, 통밀식품, 감자 혹은 쌀에도 들어 있다. 섬유질은 면역체계를 돕고 장 활동을 자극하고, 콜레스테롤 수치를 조절하며, 인슐린 과다 생성을 예방한다. 귀리나 밀기울을 특히 권한다. 찻숟가락으로 하루 두세 숟가락만 먹어도 콜레스테롤 수치가 눈에 띄게 내려간다.

## ○ 위도 휴식이 필요하다

섭식과 금식의 반복은 물질대사와 인슐린 수치에 좋다. 우리 몸은 간식을 입에 달고 사는 식습관에 맞춰지지 않았다. 연구에 따르면, 다섯 시간 이상 간격을 두고 음식을 섭취하는 것이 몸에 가장 좋다. 그래야 혈당과 인슐린 수치가 정상으로 유지되고 무엇보다 건강한 배고픔과 포만감이 생기기 때문이다. 평소처럼 하루에 세 끼를 꼬박꼬박 먹으면, 배고픔에 허겁지겁 두 배를 먹을 일은 없다.

## ○ 크롬과 아연

미량 영양소 크롬은 혈당을 낮추고 그래서 인슐린 분비도 낮춘다. 통밀빵, 렌즈콩 혹은 닭고기에서 크롬을 섭취할 수 있다. 아연은 인슐린 생성에 긍정적인 효력을 내고 굴, 에담치즈, 밀기울, 해바라기씨에 넉넉히 들어 있다.

## 최고의 짜릿함: 아드레날린

○

아드레날린은 스트레스 호르몬 중에서 가장 유명하다. 이 전달물질이 이른바 최고의 짜릿함, 끝내주는 기분 등 오로지 긍정적인 것만 연상시키기 때문일 것이다. 아드레날린은 높은 파도를 즐기는 서퍼, 작은 보트로 거친 물살을 가르는 래프팅 애호가, 맨몸으로 고층빌딩을 오르는 등반가, 스키를 타고 가파른 내리막을 질주하는 사람들이 가장 사랑하는 '마약'이다. 아드레날린은 도박사와 게이머들의 호르몬이고 (애석하게도 또한) 두려움의 연료이기도 하다. 단 한 번의 잘못된 움직임이나 타이밍으로 죽음을 맞이할 수도 있기 때문이다.

### 비상사태를 위한 맞춤 호르몬

모든 극단적 상황 그러니까 위험 상황이나 스트레스 상황 혹은 재빨리 지나쳐야 하는 모든 한계 상황에서 우리 몸은 순식간에 비상사태에 돌입한다. 심장이 빠르게 뛰고 혈액이 힘차게 펌프질하며 초집중 상태가 된다. 이것은 단기 호르몬 아드레날린 덕분이다.

아드레날린은 우리 몸에서 모든 힘을 총동원한다. 경고 호르몬을 통해 우리 몸은 이제 모든 것에 총력을 다해야 한다는 사실을 알게 된다. 몸은 빠른 연쇄반응을 일으켜 이 사실을 뇌에 전달한다. 뇌에서는 '비상!' 신호가 떨어지고, 부신이 아드레날린을 다량으로 분비하기 시작한다. 혈압이 상승하고 맥박과 호흡이 빨라진다. 호흡을 돕기 위해 기관지가 넓어진다. 그렇게 뇌는 산소를 넉넉하게 얻어 최상의 기능을 발휘한다. 혈당 수치가 급격히 상승하고 지방 분해가 시작된다. 통증, 허기, 갈증이 더는 느껴지지 않고 소화기관은 작업을 멈춘다. 몸을 차갑게 식히기 위해 식은땀이 흐른다. 성욕도 더는 없다. 비상사태에 집중하기 위해 몸은 한눈을 팔게 하는 모든 활동을 중단한다.

## 모든 것의 조종자, 노르아드레날린

이 모든 과정은 이른바 아드레날린의 절친인 노르아드레날린에 의해 조종된다. 노르아드레날린은 뇌에서, 더 정확히는 '청반'(靑斑, Locus coeruleus)에서 분비된다. 청반은 파란색 장소라는 뜻으로, 실제로 이곳의 신경세포는 파란색이고 반응을 담당하는 교감신경계를 움직인다.

이제 몸의 모든 에너지가 위험에 맞설 곳으로 가기 위해 대기한다. 정신이 맑아지고 즉시 반응할 준비를 마치고 운동 능력은 최고점에 있다. 다른 신체 기관에서 보태준 혈액이 근육을 위해 대기한다. 진격 준비 끝! 이제 필사적으로 싸울 준비가 되었다.

아드레날린이 우리를 슈퍼영웅으로 만드는 것은 아주 짧은 순간이다. 아드레날린은 몸에 분비되자마자 금세 다시 분해되기 때문이다. 최고의 짜릿함이 지나간 뒤, 몇 분만 흐르면 벌써 혈중 농도가 절반으로 떨어진다.

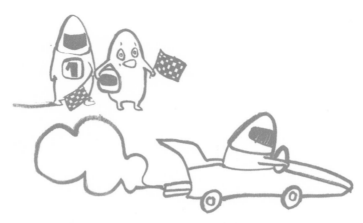

● 자동차경기장에서 아주 잠깐 전속력으로 달린 다음 다시 일상으로 돌아가려면? 아드레날린이 필요해!

반면, 위험 상황이나 스트레스 상황이 장기적으로 혹은 영구적으로 지속하면, 노르아드레날린이 계속 분비되고 결국 세 번째 호르몬 코르티솔이 나선다. 코르티솔에 대해서는 나중에 상세히 설명하겠다.

스트레스를 잘 관리해 평온과 이완을 누리고 싶다면, 아드레날린은 번지수를 잘못 짚은 것이다. 이 전달물질은 언제나 빠르게 질주하고, 활력을 높이는 것을 목적으로 하기 때문이다.

### 아드레날린이 생명을 살릴 수 있다

당신이 도전하고 싶은 짧고 긍정적인 스트레스 상황을 만나면 아드레날린이 분비된다. 그것은 당신을 능력자로 만들고, 정신을 맑게 하며, 활력을 준다. 마르부르크 대학교의 한 연구가 보여주듯, 아드레날린으로 활력을 얻은 대학생들은 암기를 훨씬 더 빨리 할 수 있었다.

아드레날린은 긍정적인 감정을 만든다. 도전에 성공하면 도파민과 엔도르핀이 분비되기 때문이다. 이 둘은 행복감을 주는 보상 호르몬이다. 극단적인 고생 뒤에 이 두 신경전달물질은 당신을 다시 균형 상태로 데려온다. 이때 도파민은 다시 도전하고 싶은 중독에 빠지게 하고, 그래서 위험한 도전을 즐기는 사람은 자기도 모르는 사이에 진짜 아드레날린 중독자가 될 수 있다.

응급의학은 오래전부터 아드레날린 효과를 잘 이용해왔다. 순환성 쇼크 혹은 심폐소생 때는 아드레날린을 다량 투여한다. 그렇게 투여한 아드레날린이 생명을 구할 수 있기 때문이다.

위험 및 공포 상황이 해소되지 않고 몸이 보통 상태로 돌아가지 못하면, 아드레날린이 문제가 된다. 흥분 상태가 계속 유지되면, 평소에는 전혀 두렵지 않았던 상황마저도 공포 혹은 공황발작을 일으키는 계기가 된다. 혈압상승, 빠른 맥박, 근육경련, 위산 과다, 소화기관과 생식기관의 혈액 공급 부족 등의 증상이 한꺼번에 나타난다. 이런 상태가 지속하면, 신체 균형이 무너지고 다양한 질병이 찾아온다. 그러므로 모든 공포증은 진지하게 받아들여야 하고, 심해지기 전에 전문의와 상의해야 한다.

## 아드레날린 자조 프로그램

○ 명심하자!

아드레날린에 취하면, 쉴 타이밍을 자각하지 못한다. 극단적인 스트레스 상황은 때때로 심인성 기억상실증을 초래하여 기억까지 잃게 한다. 또한, 만성 스트레스 상황에서는 장기적으로 코르티솔 수치가 올라가는데 이것은 비만과 질병을 만든다.


○ 적당히 하자

필요 이상으로 짜릿함을 즐기는가? 다음 질문에 답해보면 도움이 될 것이다.

- 스트레스 상황에서 당신의 태도를 관찰하라. 스스로 만든 스트레스인가?
- 심한 압박 없이 삶을 활기차게 유지하는 방법을 진지하게 찾아라. 팽팽해진 공기압을 약간이나마 느슨하게 하려면 어떻게 해야 할까?
- 적당한 수준의 스트레스 상황과 아드레날린은 필요한 이유를 자문해보라.


○ 심호흡!

호흡으로 자연스럽게 긴장을 풀 수 있다. 심호흡은 산소를 몸에 분배하고 맥박을 정상화하고 긴장된 근육을 이완

한다. 가장 간단한 방법은 호흡을 세어보는 것이다. 모든 들숨에 '하나' 모든 날숨에 '둘'. 그렇게 계속하면 된다. 간단하지만 효과는 놀랍다.

## 스트레스 받지 마: 코르티솔

○

'이것'은 선사시대 조상으로부터 물려받은 상속재산이다. 덕분에 인간과 동물은 위험한 환경에서도 살아남을 수 있었다. 그러나 현대인에게 이것은 달갑지 않은 지긋지긋한 동행자나 다름없다. 사람들은 이것이 면역체계를 약하게 하고 질병을 유발한다고 구시렁거린다. 세계보건기구에 따르면, 이제 설탕과 어깨를 나란히 할 정도로 나쁜 평판을 얻었다.

그렇다. 스트레스 얘기다! (지금까지 그리스어와 라틴어를 수없이 만났는데, 마침내 영어다!)

적어도 의학적 관점에서 스트레스는, 느닷없이 몸을 자극하고 흥분시키는 단순한 신체적 반응에 불과하다. 이 모든 일에 관여하는 가장 중요한 스트레스호르몬이 아드레날린, 노르아드레날린, 코르티솔이다. 이것들이 있어 우리는 경계태세를 갖추고 행동을 개시한다. 스트레스호르몬 덕분에 우리는 급박한 상황에서 오로지 그 상황에만 집중할 수 있고, 나아가 행복한 해결책도 찾을 수 있다. 진화생물학적 관점에서 이것은 대단히 중요한 메커니즘이다.

석기시대, 조상들이 검치호랑이나 악어와 맞닥뜨렸을 때, 그 상황을 안전하게 벗어나고자 적합한 반응이 필요했다. 위협적인 상황에서 몸은 이른바 경계 단계에 들어가고, 일종의 페이스메이커로 스트레스호르몬을 분비하여 각자 맡은 특별 기능을 수행하게 한다.

스트레스호르몬의 신속한 효력으로, 혈압이 오르고 심장은 빨리 뛰고 근육이 팽팽해진다. 동시에 글루코제와 지방산 같은 저장에너지가 재빨리 혈관으로 쏟아져들어간다. 그러면 우리의 조상은 뛰어난 생존능력자가 되어, 싸울지 도망칠지(fight or flight)를 정한다. 검치호랑이를 만났을 때, 무기를 손에 들지 재빨리 가까운 나무 위로 오를지를 결정한다. 이런 생물학적 프로그램이 없었더라면, 우리와 다른 포유동물은 아마도 지구에서 살아남지 못했을 것이다.

### 스트레스라고 다 같은 게 아니다

오늘날 스트레스는 특히 부정적 이미지와 연결된다. 사람들은 직장에서 받는 스트레스, 시간 압박과 분주함에서 생기는 스트레스, 인간관계 스트레스, 공부 안 하고 놀기만 하는 아이들 때문에 생기는 스트레스를 불평한다. 무엇보다 해소하지 못하고 그냥 방치된 스트레스가 특히 위험하다. 사생활이나 직장에서 인간관계 갈등이 있을 때, 그것을 해결하지 않고 방치하다가 결국 고혈압이 생기는 경우가 종종 있다.

그럼에도 스트레스가 다 나쁜 건 아니다. 심리학은 나

쁜 결과를 가져오는 '악성스트레스'(disstress)와 좋은 면도 있는 '양성스트레스'(eustress)를 구별한다. 예를 들어, 비록 힘든 도전이지만 해냈을 때 성취감을 얻는 과제를 앞두고 있다면, 양성스트레스가 생긴다. 그러나 해낼 수 없다고 느끼는 순간, 도전 과제는 당신을 옥죄고 생활은 지옥이 된다. 그러면 부정적인 악성스트레스가 생긴다.

스트레스는 언제나 매우 개인적으로 다가온다. 무엇을 스트레스로 받아들이느냐는 완전히 주관적이기 때문이다. 당신이 4차선 도로를 달리고 있는 상황, 혹은 공원에서 산책할 때 낯선 사람이 데리고 나온 맹견과 맞닥뜨린 상황을 상상해보라. 스트레스를 어떻게 경험하느냐는 매우 주관적이고 상황과 시간에 따라서도 달라진다. 당신이 대중교통 수단을 선호한다면, 4차선 도로에서의 운전은 당신을 거의 미치기 직전까지 몰아가고, 어쩌면 벌써 식은땀이 흐르고 심장박동이 빨라질 것이다. 반대로 운전을 즐기는 편이라면, 앞차를 따라가며 라디오에서 나오는 좋아하는 노래를 따라 부를 것이다. 그리고 맹견과 맞닥뜨린 경우, 당신이 개를 무서워한다면 눈에 띄지 않으려 애쓰거나 나무 뒤에 몸을 숨길 것이다. 반대로 개를 좋아한다면 당신은 금세 개의 주인과 먹이나 훈련에 관해 대화를 나눌 것이다.

스트레스호르몬의 분비는 다른 전달물질과 마찬가지로 특정 리듬을 따른다. 예를 들어, 코르티솔 분비는 아침 6~8시에 최고점에 도달하고, 오전 동안 점점 떨어져서 늦은

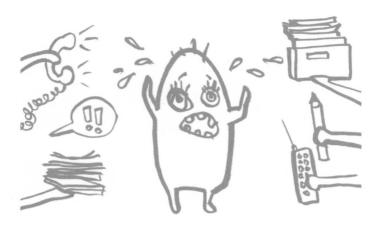

● 끊임없는 멀티태스킹과 업무 폭풍은 만성적인 코르티솔 수치 상승을 초래한다.


저녁에 최저점에 도달한다. 새벽 2시쯤부터 점차 상승하여 아침 6시에 최고점에 도달해 앞으로 겪을 스트레스에 대비한다. (그러므로 치과에 가려거든 아침에 가라!) 아침에 일어나 새로운 날의 출발선에 서는 일은 참 힘겨운 일이다. 그래서 아침이 되면 코르티솔은 혈관에 글루코제를 많이 준비한다.

코르티솔은 부신피질에서 생성된다. 뇌하수체에서 생성되는 부신피질자극호르몬(ACTH)이 코르티솔 생성을 명령한다. 코르티솔 수치는 혈청, 소변 혹은 침에서 측정할 수 있다. 이 호르몬은 시간대에 따라 혈중 농도가 다양하다.

코르티솔은 다음과 같은 일을 한다.


■ 넉넉한 에너지 공급을 위해 혈당 수치를 높인다.

- 뼈 형성, 지방조직, 단백질 대사에 영향을 미친다.
- 소변 배출을 지연한다.
- 염증을 억제한다.

### 정상 수치
코르티솔 수치는 시간대에 따라 변동폭이 크다.

- 아침 8시: 4~22μg/dl
- 12시: 4~20μg/dl
- 22시: 0~5μg/dl

### 코르티솔 수치가 너무 높으면?

부정적인 스트레스가 지속하면, 뇌는 글루타메이트를 지속해서 분비하라고 명한다. 그러면 아드레날린이 코르티솔로 바뀐다. 아드레날린 분비 후 대략 10분 뒤면 벌써 이 과정이 시작된다. 그래서 당신은 더 오랫동안 일을 할 수 있다. 스트레스를 받으면 뇌에 공급할 에너지가 더 많이 필요하므로 다른 곳에 쓸 에너지를 줄일 수밖에 없다.

스트레스 상황이 아니더라도, 저혈당 혹은 임신 기간에도 과다 생성된 부신피질자극호르몬에 의해 과부하 상태가 된 뇌에서는 코르티솔 수치가 계속 상승한다. 과음, 우울증, 비만뿐만 아니라 특정 폐종양도 코르티솔 수치를 높인다.

코르티솔 수치 상승에는 단점이 많다. 미국의 신경생물

학자 에이미 안스텐(Amy Arnsten)에 따르면, 이런 상황에서 전두엽은 중요한 정보와 중요하지 않은 정보를 구별하는 능력을 상실한다. 말하자면, 당신은 시간 부족으로 스트레스를 받는 게 아니라, 스트레스를 받기 때문에 시간이 부족한 것이다. 기억과 학습을 담당하는 뇌 영역인 해마도 손상된다. 뇌의 신경세포가 과부하로 더 빨리 노화한다.

또한, 장기적으로 두뇌는 성장, 면역방어, 소화 등의 기능을 발휘하지 못한다. 코르티솔이 에너지를 빼앗기 때문에 종양세포와 박테리아에 맞서는 림프구와 대식세포 그리고 백혈구의 저장량이 고갈되어 면역체계가 약해지기 때문이다. 동시에 코르티솔은 염증 억제 효과를 내는데, 만성 스트레스에 시달리는 사람은 나중에 긴장이 풀리고 코르티솔이 분해되면서 곧바로 병에 걸리기 쉽다.

다른 한편으로 이 호르몬은 지방 저장을 돕고 특히 달고 기름진 음식을 폭식하게 한다. 코르티솔은 근육과 간에 있는 포도당과 피부 저장고에 있는 지방을 혈액에 방출하고, 이것으로 인슐린 수치는 올라간다.

장기적으로 코르티솔은 근육과 뼈를 분해하고(골다공증) 위궤양 및 십이지장궤양을 일으킨다. 인슐린 저항성으로 과체중 악순환이 심해지고, 지방이 하필이면 복부에 자리 잡는다. 코르티솔은 또한, 수면 장애를 일으킨다. 장기적인 스트레스 호르몬 분비는 멜라토닌 생성을 억제한다. 그래서 당신은 늘 긴장 상태에 있다가, 결국 건강이 나빠진다.

### 코르티솔 수치가 너무 낮다면?

만약 뇌하수체가 부신피질자극호르몬(ACTH, 부신의 활동성을 조절한다)을 넉넉하게 생성하지 않거나 부신피질이 정상적으로 기능하지 않으면, 이런 일이 생긴다. 드문 경우지만, 부신성기증후군(AGS)이면, 그러니까 부신피질에서 남성 성호르몬 안드로겐이 분비되면, 코르티솔 생성이 제한될 수 있다. 또한, 코르티코스테로이드 같은 특정 약물이 코르티솔 생성을 억제할 수 있다.

### 코르티솔 자조 프로그램

코르티솔 수치 상승의 원인은 대부분 스트레스이므로, 스트레스 수준을 다시 정상으로 내리는 데 도움이 될 만한 몇 가지 방법을 여기 소개한다.

○ 스트레스 징후 파악하기

스트레스 감소를 위한 첫 단계는 자기 분석이다. 다음 스트레스 징후 중에서 당신이 경험한 것은 무엇인가?

- 내가 좋아하는 일을 할 시간이 없다.
- 뭔가에 흥분하면, 오랫동안 그것을 골똘히 생각한다.
- 쉽게 잠들지 못하고, 중간에 자주 깬다.
- 뭘 해도 즐겁지 않다.
- 아침부터 몸이 무겁고 의욕이 없을 때가 반복된다.

- 때때로 일을 너무 많이 한다. 어쩌다 일정이 어그러지거나 예상보다 오래 걸리면, 그 모든 일을 어떻게 처리해야 난감해할 정도다.
- 퇴근해서 아이들을 재우고 나면, 기운이 다 빠져 아무것도 할 수 없는 상태가 되어 그저 텔레비전만 멍하게 본다.
- 어떨 땐 너무 피곤해서 온몸이 아프다.
- 어떨 땐 극심한 시간 압박으로 숨이 막힌다.

위의 내용에서 세 개 이상에 해당하는가? 그렇다면, 이제 지쳤음을 인정할 때다. 생활방식을 바꾸고 스트레스호르몬 수준을 건강하게 맞추기 위해 적극 노력해야만 한다.

○ 자유시간 확보하기

코르티솔은 물질대사 호르몬이다. 그러므로 물질대사에 직접 관여하는 모든 방법을 통해 코르티솔 수치에 효과적으로 영향을 미칠 수 있다.

스트레스 원인을 없애거나 바꾸는 것이 한 방법이다. 직장에서뿐 아니라 사생활에서도 일정표에 충분한 자유시간을 둬라. 오랜만에 만난 여가를 좀 더 알차게 보내려다 오히려 스트레스를 더 받을 수 있다! 스트레스가 쌓이는 자유시간은 휴식에 아무 도움이 안 된다. 그럴 바에야 그냥 아무것도 하지 않는 자유를 누려라.

○ 스트레스 줄이기는 쉽지 않다

스트레스는 그냥 사라지는 법이 없다. 삶의 일부이기도 하다. 그렇다고 스트레스를 고스란히 감내할 필요도 없다. 하루 리듬을 규칙적으로 지키면서 적극 방어할 수 있다. 잠자는 시간과 일어나는 시간을 일정하게 하고 식사 시간도 규칙적으로 지켜라. 그러면 어쩌다 바쁜 일정이 생기더라도 당신은 그것을 제어할 수 있다.

특히 갑작스러운 스트레스 상황을 만났을 때 평소 운동해온 것이 큰 도움이 된다. 3분간 제자리 걷기 혹은 점프, 격렬한 춤, 줄넘기는 스트레스 수준을 낮춘다. 또한, 긴장을 풀어줘도 스트레스 수준이 낮아진다. 자율이완법(독일 정신의학자 슐츠[Schulz]가 요가와 명상에서 영감을 받아 고안한 훈련법으로 스스로 자기 몸을 관찰하고 자기암시와 이미지로 심신을 안정시키는 방법—옮긴이) 혹은 점진적 근육이완법을 배워두면 필요할 때마다 즉시 사용할 수 있다.

## 나의 방패, 나의 보호막: 갑상샘호르몬
○

분비샘은 아주 똑똑하고 다재다능하며 대단히 세심하고 분별 있게 일한다. 우리 몸에 분비샘이 없다면, 혼돈의 도가니로 변한다. 분비샘은 방이 84개나 되는 궁전 같은 대저택과 하인 84명을 관리하는 집사처럼 일한다.

## 초능력 나비

분비샘의 대표격인 갑상샘은 호두만큼 아주 작고, 게다가 숨어 있어서 건강할 때는 밖에서 볼 수도 없고 만질 수도 없다. 그럼에도 갑상샘은 호르몬을 생성하는 가장 큰 분비샘으로, 직접 생성한 전달물질을 통해 가장 먼 구석까지 효력을 미치며 일상의 모든 활동에 관여한다.

이 분비샘이 건강에 얼마나 중요한지는 혈액 공급량에서 드러난다. 갑상샘에 공급되는 혈액량은 신장보다 약 다섯 배 더 많다(그래서 아주 많은 혈액이 갑상샘을 통과한다). 갑상샘은 목젖 바로 아래 기도 앞에 있고 목근육에 둘러싸여 있으며, 나비 모양의 방패를 연상시킨다. 우리 몸의 모든 혈액은 120분 안에 갑상샘을 한 번씩 통과한다.

## 간과하기 쉬운 진단 부위

몇몇 질병이나 증상을 놓고 그 원인을 찾을 때 갑상샘을 제껴두기 쉽다. 여성의 갑상샘은 약 18그램이고, 남성은 최대 25그램이다. 갑상샘은 나비처럼 생겼는데, 가운데에 협부가 있고 양옆으로 좌엽과 우엽이 있다. 좌엽과 우엽에는 작은 분비샘인 소엽이 있다. 소엽은 다시 작은 주머니 모양의 난포세포들로 나뉜다. 여기서 우리 건강을 결정하는 트리요오드티로닌(T3), 티록신(T4), 칼시토닌 같은 물질이 생성된다. 하지만 칼시토닌은 난포가 아니라 난포 사이에 있는 C세포에서 생성되기 때문에 갑상샘호르몬으로 간주되지 않는다.

### 칼시토닌의 특수임무

칼시토닌은 칼슘 대사에 관여하여 뼈를 튼튼하게 한다. 쿠아르크를 먹으면 혈장에 칼슘이 풍부해진다. 이때 칼시토닌이 등장하여 인산칼슘을 뼈에 축적하면, 칼슘 수치는 다시 떨어진다. 지금까지의 연구로 보면, 칼시토닌의 혈중 농도는 건강에 영향을 미치지 않는다.

### 다재다능한 역할

갑상샘호르몬 T3과 T4는 여러 중요한 과정에 관여하면서 물질대사를 보호하는 방패 구실을 한다. 이들은 다음과 같은 일에 관여한다.

- 심혈관순환계
- 소화
- 뼈 형성
- 신체의 성장과 성숙
- 열과 산소 소비를 적절히 조절한다.
- 음식의 영양소가 몸에 빨리 흡수되게 한다.
- 신경세포와 뇌의 물질대사에 영향을 주어 정신세계에도 깊이 관여한다.

### 피드백이 중요하다

갑상샘은 매일 호르몬을 생성한다. 두뇌에서 생산 명

령이 떨어지면 연쇄적으로 피드백이 시작된다. 시상하부에서 갑상샘자극호르몬분비호르몬(TRH)이 분비되어 뇌하수체로 보내진다(25쪽 '호르몬공장은 어떻게 운영될까?' 참고). 여기서 TRH는 갑상샘자극호르몬(TSH) 분비를 자극한다. TSH 수치가 올라가면, 갑상샘은 이것을 감지하고 그에 대한 응답으로 T4와 T3을 생성한다.

　　뇌하수체는 이것을 알아차리고 그때부터 TSH 생산을 일단 멈춘다. 이런 세밀한 피드백으로 갑상샘호르몬 수치가 균형 있게 조절되고 유지된다. 갑상샘호르몬이 혈액으로 보내지자마자, T3과 T4는 세포핵과 세포 내 미토콘드리아에 있는 결합 지점을 향해 질주한다. 미니발전소 미토콘드리아는 섭취된 영양소를 세포 대사에 적합한 에너지 형태로 합성한다. 모든 체세포는 수선 및 증축을 위해 이런 에너지가 필요하다. 또한, 세포들은 갑상샘호르몬을 통해 더 많은 산소와 탄수화물을 흡수한다. 이것이 다시 소화, 혈압, 체온에 영향을 준다.

　　갑상샘이 막중한 과제를 잘 수행하려면, 세 가지 미량영양소가 넉넉히 공급되어야 한다. 미량영양소는 체내에 아주 적은 양만 있어 그렇게 불리지만, 이 '미량'으로 좋은 일을 수도 없이 해낸다. 철, 셀레늄 그리고 특히 요오드가 그 주인공이다. 요오드는 갑상샘호르몬의 주요 원료다. 아미노산 티로신이 호르몬 T3과 T4의 기반인데, 요오드 원자 세 개(T3) 혹은 네 개(T4)가 티로신과 결합하여 호르몬을 완성한다.

　　갑상샘은 세심한 집사답게 요오드 여분을 잘 배분하여

저장한다. 그럼에도 음식을 통해 요오드를 넉넉하게 섭취해야 한다. 그래야 저장고가 넉넉해진다. 독일영향협회에 따르면, 성인 하루 요오드 권장량은 약 180~200마이크로그램이다. 생선, 해산물, 시금치 같은 음식을 규칙적으로 섭취하거나 요오드 소금을 사용하면, 갑상샘은 언제나 정상적으로 임무를 수행한다.

요오드가 충분히 공급되지 않으면, 갑상샘이 본연의 임무를 실행하지 못해 금세 질병으로 이어진다. 쉽게 염증이 생기거나 병에 잘 걸리고 기운이 없고 피로감을 잘 느낀다면, 요오드 결핍일 수 있다. 보충제 형태로 요오드를 복용해야 할지는 의사와 상의하기 바란다.

갑상샘의 기능 유지는 갑상샘호르몬이 담당한다. 갑상샘은 T3과 T4를 추가 생성하여 갑상샘 세포에 저장한다. 이 메커니즘만으로도 이 호르몬이 우리의 물질대사에 얼마나 중요한지 엿볼 수 있다. 갑상샘 호르몬 수치가 정상이면, 모든 것이 정상 속도로 진행된다. 그러나 갑상샘호르몬 수치가 정상보다 높거나 낮으면 문제가 심각해진다.

### 정상 수치

갑상샘은 매일 T4를 평균 80마이크로그램(=0.08밀리그램), T3을 최대 50마이크로그램(=0.05밀리그램)을 생성하여 저장해두었다가 필요에 따라 혈액에 보낸다. 혈액에서 T3과 T4는 거의 100퍼센트 수송단백질과 연결되어 있다. 아주 극소량만 자유롭게, 연결되지 않은 채로 있다. 이것을 프리-T3(fT3)과 프리-T4(fT4)라고 부르는데, 이들은 물질대사에만 작용하고 혈액에서만 측정된다. T3과 T4는 각기 다른 반감기를 가진다. 반감기란 전달물질의 원래 분량이 물질대사에 관여하여 반으로 줄어들기까지 걸리는 시간을 말한다. T3의 반감기는 약 19시간이고 T4는 약 8일이다.

fT3과 fT4의 정상 수치는 다음과 같다.

- 프리-T3(fT3): 3.5~8.0ng/L
- 프리-T4(fT4): 0.8~1.8ng/dl

갑상샘은 요오드나 호르몬의 미세한 변동에 매우 예민하게 반응한다. 갑상샘호르몬 결핍은 성장 발달에 부정적 영향을 미친다. 그러므로 갑상샘의 정상 기능은 특히 태아, 신생아 그리고 유아에게 중요하다. 성인의 갑상샘 기능 저하는 기본적으로 아주 조용히 일어나기 때문에 오랫동안 인식하지 못한다.

### 갑상샘호르몬이 너무 많으면?

긴장이 많이 되고 몸이 떨린다. 추위보다는 주로 더위를 느끼고, 우울해지고 잠이 잘 안 오거나 중간에 자주 깬다. 쉬는 상태에서도 평소보다 더 많은 에너지가 필요하고 그래서 심장이 빨리 뛴다. 또한, 식욕이 왕성해져서 많이 먹게 되고, 그럼에도 살이 빠질 수 있다. 조금만 힘들게 일해도 금세 땀범벅이 된다. 늘 갈증이 나고 눈이 아프고 눈물이 잘 나고 약한 빛에도 눈이 부시다. 여성이라면 생리불순으로 어떨 땐 너무 일찍, 너무 늦게 혹은 너무 오래 지속된다. 방귀를 자주 뀌고 설사가 난다. 머리카락이 빠진다.

또 다른 눈에 띄는 증상으로는 눈이 부어 돌출되고 후두 부위가 부풀어 오를 수 있다. 이완기 혈압이 80mmHg 이상이고 평소 맥박이 90회 이상이다.

원인은 무엇일까? 지속적인 요오드 결핍으로 갑상샘이 앞과 위아래로 병적으로 붓는다. 이것을 갑상샘종이라고 부른다. 갑상샘이 커지면 기도가 좁아지고 호흡곤란이 생길 수 있다. 이때 또 다른 조직변화가 나타날 수 있는데, 이른바 열결

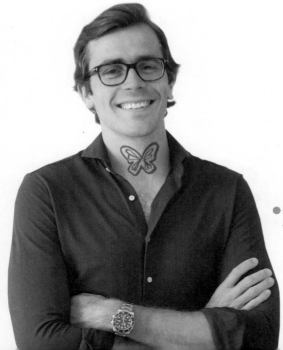

● 특별한 모양 때문에 갑상샘은 종종 나비로 불린다.

절 혹은 냉결절이다. 열결절은 과잉 활성하여 요오드를 지나치게 많이 흡수하고 갑상샘 호르몬을 과도하게 분비하는 상태다. 갑상샘기능항진증의 절반은 이것 때문이다. 냉결절이 되면 호르몬을 더 이상 생산하지 않지만 그럼에도 종종 제거되는데, 종양으로 발전할 위험이 있기 때문이다.

### 갑상샘호르몬이 너무 적으면?

극도로 피곤하고 자꾸 자고만 싶다. 기억력과 집중력이 떨어지고 성욕도, 기운도 없어 무기력해진다. 손발이 차고 목소리가 쉬고, 걸핏하면 체하고 배변이 원활하지 못하다. 아기를 원하지만 임신이 안 된다. 근육량이 감소하고 근육통이 생긴다. 생리가 불규칙적이다. 피부가 건조하고 피지가 끼며 머리카락과 손발톱이 잘 부서지고 얼굴이 붓고 무엇보다 눈꺼풀에 물이 찬다. 보통 때의 맥박이 60~80회로 떨어지고, 혈압은 105/60mmHg 혹은 그 이하이다. 총콜레스테롤 수치가 200mg/dl 이상이다.

### 하시모토 갑상샘염

갑상샘 기능 저하는 잘 관리되어야 하고, 그렇게 할 수 있다. 주로 자가면역성 원인으로 발생하는데, 면역세포가 갑상샘을 공격하고 염증 반응을 일으켜 갑상샘을 파괴하기 시작한다. 발견자의 이름을 따서 하시모토 갑상샘염이라 불리는 일명 하시모토병은 (애석하게도) 멈출 수가 없고, 그 증상은 갑상샘기능저하증과 매우 유사하다. 초음파를 통해 확실하게 진단할 수 있다. 종종 유전적 요인으로 발병하기도 한다. 환자 본인에게는 자신의 신체기관 하나가, 그것도 아주 중요한 기관이 스스로 파괴하고 있다는 진단을 처음 들으면 매우 충격적이겠지만, 이 병은 합성호르몬 레보티록신으로 관리할 수 있다. 이 호르몬을 잘 복용하기만 하면 정상적으로 생활하는 것도 어렵지 않다. 갑상샘 수술, 방사선 종양 치료, 혹은 갑상샘기능항진증 약이 갑상샘의 활동을 방해할 수도 있다. 호르몬의 심한 변동 때문에 여성들은 월경주기, 임신, 갱년기를 통해 하시모토 갑상샘염에 걸릴 위험이 남성보다 높다.

## 갑상샘 자조 프로그램
○ 금연

흡연은 갑상샘 질환 위험을 두 배로 높인다. 그러므로 무조건 금연!

○ 근심 걱정을 버려라

아드레날린, 노르아드레날린, 코르티솔 같은 스트레스 호르몬 역시 갑상샘을 괴롭힌다. 예방 차원에서 그리고 이미 급성 질환에 걸린 모두에게 고하노니, 스트레스 관리에 신경 써라! 실제로 고민과 근심이 깊은 사람들이 하시모토병 혹은 그레이브스병 같은 갑상샘 질환에 걸릴 위험이 더 크다. 그레이브스병의 전형적인 증상은 앞으로 돌출된 눈이다.

○ 요오드

음식을 통해 쉽게 조절할 수 있다. 최고의 요오드 원천은 (유기농)우유나 파마산치즈, 시금치, 콘샐러드, 브로콜리, 당근, 감자, 캐슈넛, 호두, 땅콩 등이다. 단, 이미 하시모토 갑상샘염을 진단받았다면 요오드를 조심하라!

○ 셀레늄

미량영양소 셀레늄도 자가면역질환 치료에 중요하다. 셀레늄이 없으면 세포를 보호하는 비타민 C와 E가 제대로 작용할 수 없기 때문이다. 셀레늄은 염증 과정을 완화해 하시모토병 환자의 컨디션을 좋게 한다. 반드시 의사와 상의하여 적절한 용량을 정해야 한다. 셀레늄 용량을 잘못 맞추면 독이 될 수 있다 달걀노른자, 호밀빵, 생선 혹은 브라질너트에 셀레늄이 많이 들어 있다. 또한, 염증이 있으면 요오드가 염증 과정을 부추기므로 요오드 섭취를 제한하고 요오드소금, 바다소금, 해산물을 피하는 것이 좋다. 고품질 아마씨유나 카놀라유 그리고 (자연산)연어에서 얻은 오메가-3 지방산은 염증을 억제한다.

○ 단식

간헐적 단식으로 하시모토병 환자 역시 살이 빠질 수 있다. 간헐적 단식은 최소한 14일간 해야 한다. 할 만하다 싶으면 장기적으로 해도 좋다. 저녁 식사와 다음날 첫 식사까지

약 16시간을 아무것도 먹지 않는다(물, 차, 적당한 분량의 블랙커피 등 무설탕 음료는 마셔도 된다). 그리고 하루에 두 끼만 먹는다.

> 근심 걱정을 버려라!
> 고민을 많이 하는 사람은 갑상샘 질환에 걸릴 확률이 높고, 일반적으로 인생의 재미도 덜 누린다.

## 강렬한 행복감: 도파민

애인과 보내는 달콤한 밤, 컴퓨터게임, 섹스, 흡연, 포도주 한 잔, 정원 가꾸기…. 이 모든 것이 행복감과 쾌락을 선물한다. 신경전달물질인 도파민이 행복의 도취를 담당한다. 흥겹고 행복한 일을 시작하면 도파민이 분비된다.

당신을 흥분하게 일은 다양하다. 쇼핑, 지하실에 설치한 레일 장난감, 식탁에서의 즉흥 섹스, 라디오에서 흘러나오는 노래, 초콜릿 두세 조각, 좋은 사람과의 만남…. 행복을 느끼기 시작하는 그 순간에 도파민이 분비된다.

몸은 그것을 알고 있다. 그래서 당신이 좋아하고 당신을 행복하게 하며 엄청난 에너지를 제공하는 그런 일을 계속 반복하게 하면서 일종의 피드백 시스템이 생긴다. 동료 호르몬 세로토닌처럼 도파민도 당신을 편안하고 기분 좋게 하는 일에 주의를 집중시키고 동기를 부여한다. 그런 일은 컴퓨터게임, 애인과의 데이트, 마라톤 등 아주 많다.

우리 몸의 모든 전달물질은 선사시대부터 인간의 생

존을 보장하기 위해 생겼다. 도파민은 파이 위에 뿌려진 슈가 파우더와 같다. 즉, 뭔가를 성취하면 도파민을 선물로 얻는다. 우리가 인생을 설계하고, 직장에서 승진하려 애쓰고, 가정과 자식을 위해 일하고, 세계여행을 하려고 적금을 드는 까닭이 바로 그것이다. 포기하지 않고 어려움을 견디고 또한, 목표를 이루도록 도파민이 우리를 응원한다. 우리는 보상을 기대하며 힘을 내 행동한다.

## 우연한 발견

이러한 보상체계는 1954년에 순전히 우연히 발견되었다. 캘리포니아 공과대학교의 제임스 올즈(James Olds)와 피터 밀너(Peter Milner)는 실험 쥐의 행동연구를 통해 뇌의 학습 과정을 밝히고자 했다. 학습을 담당하는 뇌 영역을 자극하기 위해, 이들은 실험 쥐의 뇌에 전극을 달아 약한 전류를 보냈다. 그러나 실수로 잘못된 위치에 전극을 달았고 그 후 놀라운 일이 벌어졌다. 쥐들이 전기자극을 받았던 구석으로 계속 돌아왔던 것이다. 심지어 다음 날에도. 쥐들은 확실히 전기자극에 기분이 좋아 보였고, 그것을 계속 느끼려 했다.

또 다른 실험에서도 드러났듯이, 실험 쥐들은 확실히 전기자극을 좋아했고 이것을 보상으로 느꼈다. 그래서 보상을 받으려고 특정 행동을 계속했다. 즉, 전기자극을 얻게 해주는 레버를 계속 누른 것이다. 그것도 쓰러질 때까지. 먹이나 물은 거들떠보지도 않았다.

## 도파민의 작용 원리

뇌에서 도파민이 쏟아지면, 당신은 가벼운 흥분, 어쩌면 짜릿한 기분이나 만족감을 경험하게 된다. 도파민이 신경세포를 들뜨게 하는 데 영향을 미치고 뇌에서 신호 전달을 조종하기 때문이다. 도파민은 신경세포 사이의 자극 전달을 촉진한다.

그러나 다른 모든 전달물질과 마찬가지로 효력이 오래가진 않는다. 도파민은 시냅스 그러니까 신경세포가 서로 맞닿는 자리에서 활성화된다. 그래서 한쪽 신경세포의 생체 전기 자극을 다른 쪽 신경세포로 전달할 수 있다. 도파민이 임무를 마치면 신경세포는 분비된 전달물질을 다시 흡수하고, 그리하여 그 효력은 수명을 다한다.

## 강렬한 몰입 경험을 준다

도파민은 뭔가를 성취했거나 다정한 스킨십과 같은 기분 좋은 일이 있을 때 그리고 초콜릿, 굴, 돼지고기처럼 맛있는 음식을 먹을 때도 분비된다. 행복 연구는 이것을 설명하는 고유 단어로 '몰입 경험'을 제안했다. 도파민은 이른바 도파민 신경세포에서 아미노산 티로신을 재료로 만들어진다. 티로신은 다른 단계에서 아드레날린과 노르아드레날린으로 바뀔 수 있다. 도파민, 아드레날린, 노르아드레날린, 이 세 전달물질을 총칭하여 카테콜아민이라고 부르고, 중간뇌에서는 도파민이 특히 많이 생성된다. 이곳에서 도파민은 움직임의 제어와 조

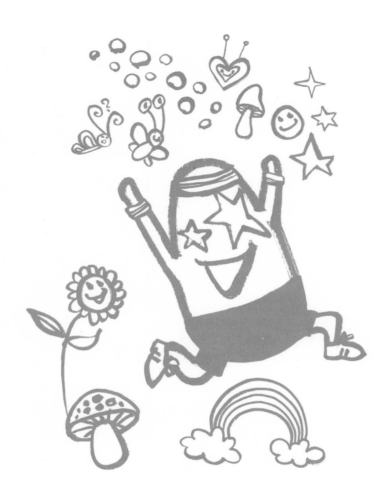

●도파민이 없다면 마라톤은 그저 조금만 멋졌을 게다. 러너스 하이를 경험하면
  서 도파민은 엔도르핀에 취하게 한다. 이때 세상은 온통 아름답다.

호르몬과 건강의 비밀

종에 중요한 역할을 한다.

## 사고와 감정을 조종한다

도파민은 움직임, 기계적 운동, 식욕 조절을 담당할 뿐 아니라 지각 및 사고 과정에도 관여한다. 또한, 여러 내부기관의 혈액 공급을 조절하고 그 외 호르몬 대사와 통증 대처에서 중요한 역할을 한다. 특정 신체 기관은 생명에 꼭 필요한 조절 및 조종을 위해 도파민을 필요로 한다. 또한, 도파민은 신경전달물질로서 감정과 감각의 전달을 담당한다. 모든 감정은 언제나 생체 전기 자극의 교류로 나타난다.

환희를 느끼고 오랫동안 갈망했던 것을 얻으면 엔도르핀이 작용하고 옥시토신 같은 다른 전달물질이 등장한다. 엔도르핀은 몸이 자체 생산한 아편으로, 당신을 도취 상태에 둘 수 있다. 마라톤 선수는 이른바 '러너스 하이'(Runner's High)라는 마약에 취한 듯한 기분을 안다. 러너스 하이는 최소한 45분을 달린 뒤에 생기는데, 이때 이후로는 힘든지 모르고 계속 달릴 수 있다. 물론, 나중에 발과 관절이 아프면 그제야 무리했다는 걸 알아차린다. 여성 역시 이런 도취 상태를 아는데, 몇 시간에 걸친 고통스러운 산통을 견뎌야 하는 힘겨운 분만 뒤에 마침내 아기를 품에 안으면 행복감에 젖는다. 엔도르핀 도취가 없다면, 세상의 어떤 여성도 이 모든 과정을 반복하려 하지 않을 것이다.

## 도파민 중독을 주의하라

도파민은 뇌 속 보상체계에서 주연배우다. 도파민은 보상에 대한 기대를 불러일으킨다. 도파민 체계는 갈망, 강한 욕구, 만족감을 찾도록 사람을 몰아간다.

그리고 도파민은 환희를 만든다. 중독과 불행에 빠뜨리기도 한다. 어떤 일을 처음으로 성취하고 '도파민 샤워'를 맛보면, 또 그런 강렬함을 경험하고 싶어진다. 문제는, 한번 맞으면 금세 익숙해진다는 것이다! 그래서 행복감을 느끼려면 점점 더 많은 도파민이 필요하다. 다시 말해 당신은 더 많이 취하고, 더 오래 컴퓨터게임을 하고, 다음 운동 레벨에 도달하기 위해 아이언맨 수준에 맞는 훈련을 시작한다. 도파민 때문에 당신은 중독의 세계로 빠져든다!

## 너무 많거나 너무 적으면?

이것이 도파민의 어두운 면이다. 이 전달물질이 혈액에 너무 많이 혹은 너무 적게 들어 있으면, 위중한 질병이 생길 수 있다. 정신분열증은 뇌가 도파민을 너무 많이 생성해서 생기는 병이다. 도파민 혈중 농도가 높으면 확실히 감각과 인식력이 높아진다. 그래서 주변 환경을 더 예민하게 인식하지만, 그렇게 인식한 감각을 올바르게 처리하지 못한다. 가령, 중요한 것과 중요하지 않은 것을 구분하지 못하는 식이다. 희귀 종양인 갈색세포종 역시 도파민 과다 분비를 일으킨다. 갈색세포종 환자들은 땀, 고혈압, 두통, 현기증을 호소한다.

도파민이 부족하면, 집중력과 의욕이 떨어질 수 있다. 피로, 건망증, 우울증이 전형적인 증상이다. 도파민 결핍은 종종 세로토닌 결핍과 동행하는데 두 호르몬이 밀접하게 상호작용하기 때문이다. 도파민 결핍은 신장과 복부 건강에도 부정적인 영향을 미친다. 도파민이 이곳의 혈액 공급을 담당하기 때문이다. 게다가 삼키기 장애, 다한증, 변비, 배뇨 장애를 유발한다. 주의력결핍 과잉행동장애(ADHD) 역시 도파민 결핍이 하나의 원인으로 지목되고 있다.

극단적인 도파민 결핍은 알츠하이머나 파킨슨병을 촉진한다. 도파민 결핍으로 뇌에서 팔다리 움직임 정보가 제대로 처리되지 않기 때문이다. 여기서 근육 경직, 자의적 움직임의 둔화, 걸음걸이와 서 있는 자세의 불안정, 경련 등이 생긴다. 소변이나 혈장에 있는 도파민 농도를 기반으로 확정할 수 있는 도파민 결핍의 원인은 아주 다양하다(도파민 수치가 혈액 1밀리리터당 50피코그램 이하이면 결핍이다). 예를 들어, 도파민과 결합할 세포수용체가 망가진 상태일 수 있다. 건강에 나쁜 생활양식, 스트레스, 영양부족 그리고 비타민 C와 B의 부족으로 이렇게 될 수 있다.

### 도파민 자조 프로그램
○ 행동치료
중독이라는 부작용이 긍정적 보상효과를 앞지른다면, 가령 쇼핑 중독자가 계속 쇼핑을 하기 위해 빚을 지는 상태에 이른다면, 다시 뇌를 훈련하고 새로운 보상감정을 만들어주는 방법을 찾아야 한다. 중독 행위를 대신해 주의를 분산시키는 활동을 습관처럼 만들거나 심리치료를 받아야 할 수도 있다. 믿을 수 있는 의사와의 면담은 도움이 된다.

○ 영양섭취에 주의하라

단백질과 비타민 B 그리고 미네랄이 충분한 식사는 뇌가 전달물질과 도파민을 넉넉하게 생성하도록 돕는다. 바나나, 아몬드, 리마콩, 호박씨, 가금류, 육류, 저지방 유제품이 이상적이다.

○ 좋은 지방

지방이 다 나쁜 것은 아니다. 카놀라유나 아마씨유에서 얻은 오메가-3 지방산은 세포막을 유연하게 해서 신경전달물질이 각각의 수용체와 잘 결합하게 하거나 시간이 지나면서 점점 개선되게 한다.

○ 운동

규칙적으로 매주 여러 번 운동을 하면, 도파민 생성을 늘릴 수 있다. 몸을 움직이면 뇌는 혈액을 더 많이 공급받는다. 그래서 뇌는 더 많은 산소와 에너지를 얻는다. 머리가 더 맑아지고 당분간은 집중이 더 잘된다. 또한, 규칙적인 신체 활동은 도파민 분해 속도를 늦춘다.

○ 스트레스를 없애라

스트레스, 육체 피로 혹은 지속적인 수면 부족으로 도파민 균형이 깨지면 삶의 무게 중심을 다시 잡아야 한다. 명상, 이완 운동, 요가의 도움으로 도파민 균형을 맞추고, 그렇게 서서히 다시 삶의 균형을 회복할 수 있다.

2부.

# 호르몬 상담소

## 망했어요, 머리카락이 잔뜩 빠져요!

미리 밝혀두건대, 털이 있는 포유류는 모든 털갈이를 한다. 그러니까 인간도 털이 빠진다. 어떨 땐 많이, 어떨 땐 적게. 대부분 계절에 따라 다르다. 봄과 늦여름에 평소보다 많이 빠지고, 곧바로 새로 난다. 프랑스의 피부과 의사 도미니크 미셸 쿠르투와(Dominique Michel Courtois)가 이것을 발견했고, 계절에 따라 탈모 강도 역시 다르다는 것도 알아냈다.

**개와 고양이는 여름이나 겨울에 털갈이를 한다. 인간의 털갈이를 지칭하고자 우리는 '계절 탈모'라는 개념을 만들어냈다.**

봄에 머리카락이 많이 빠지는 이유는 낮이 점점 길어지고 햇빛이 강해졌기 때문이다. 여기에도 호르몬이 관여한다. 가을에 머리카락이 얼마나 많이 빠지느냐는 여름에 얼마나 강하게 태양에 노출되었느냐와 관련 있다.

또 다른 이유는 기본적인 호르몬 변화 때문이다. 여성은 출산 직후와 갱년기에 머리카락이 많이 빠지는데, 에스트로겐 수치 저하와 테스토스테론 수치 증가가 원인이다. 호르몬 수치가 다시 정상으로 돌아오면 풍성한 모발도 돌아오는데, 출산 후 약 9개월이 지나면 탈모는 저절로 회복된다. 갱년기 탈모에는 에스트로겐이 함유된 모발영양 크림이나 카페인이 함유된 팅크제가 도움이 된다.

**남성은 어떤가요? 왜 수염이 아니라 머리카락이 빠질까요?**

기본적으로 탈모와 수염은 유전자 탓입니다. 남성이라면 당연히 테스토스테론 때문이기도 합니다. 사춘기가 끝나고 테스토스테론 폭포가 잦아지면, 몇몇 남성은 대략 20세부터 모발이 약해집니다. 이런 남성은 정수리와 이마 부위 모근에 5-알파환원효소가 점점 더 많아집니다. 이것이 남성호르몬을 디하이드로테스토스테론으로 전환하여 모발을 위축시키고 대머리가 되게 합니다. 이때는 축구감독 위르겐 클롭처럼 모자를 쓰는 방법밖에 없습니다.

**머리카락 숱이 계속 적어지면요?**

집안 내력으로 머리숱이 적어 언젠가는 헤어스프레이로 고정하거나 완전히 밀어버릴 수밖에 없다면, 영양 섭취에 좀 더 신경 쓰십시오. 머리카락 역시 피부에 속하므로(머리카락은 손발톱처럼 피부 부속물입니다), 영양 섭취로 모발 건강을 지킬 수 있습니다. 특히 미량영양소를 잘 챙기는 것이 중요합니다.

물론, 풍성했던 모발이 얇아지고 성겨지는 진짜 탈모도 있습니다. 만약 머리카락이 많이 빠지는 현상이 한 달 이상 지속하고, 딱히 원인이 없는데도 매일 100가닥 이상 빗에 걸려 나오면, 탈모입니다. 이런 경우 뭔가 다른 원인을 의심할 수 있습니다. 가령 감염, 갑상샘 장애 혹은 두피염증일 수 있습니다. 그러므로 주치의나 피부과 전문의와 반드시 상의해야 합니다.

탈모 원인으로 여전히 자주 거론되는 것은 바로 스트레스입니다. 많은 사람이 여기에 동의합니다. 전문가들은 스트레스 호르몬 노르아드레날린이 모낭에 염증을 유발한다고 추측합니다. 모낭 염증으로 머리카락이 일찍 빠집니다. 스트레스를 해소하고, 잠과 휴식을 충분히 취하면 탈모 예방에 도움이 됩니다.

## 탈모인을 위한 6계명

**1** 남성이라면, 신체적 변화를 인정하고 머리를 짧게 자르거나 시원하게 밀어버리고 자기 스타일을 즐겨라. 곧 거기에 익숙해질 테고 어쩌면 새로운 헤어스타일이 남성미를 더욱 뿜어낼 것이다.

**2** 일시적인 탈모로 고생하는 여성이라면, 당분간 새로운 헤어스타일로 바꿔보는 것도 좋다. 탈모가 지속된다면 피부과 전문의와 상의하여 적절한 두피치료를 받아라. 머리 감을 때 무엇에 주의해야 하고, 어떤 제품을 피해야 하는지 의사가 알려줄 것이다.

**3** 양질의 단백질과 채소 섭취량은 적고, 지방을 지나치게 많이 섭취한다면, 탈모가 심해질 수 있다. 건강

하고 윤기 나는 모발을 원한다면 단백질, 비타민, 미네랄, 미량영양소 섭취에 신경 써라.

**4** 가을부터는 비타민 D3을 넉넉하게 섭취하라. 비타민 B, 아연, 철 역시 중요하다. 혈액 검사로 미네랄 결핍 정도를 확인할 수 있다.

**5** 고대기는 부디 다른 사람에게 주거나 버려라. 모발 건강에 해롭다. 또한, 휴가지의 뜨거운 햇볕, 염분 및 바닷물, 꽉 끼는 모자도 마찬가지다.

**6** 갑상샘을 검사하라. 호르몬 변동이 조기 탈모를 유발할 수 있다. 심신의 좋지 않은 변화는 탈모를 부른다. 그러므로 자기 관리에 신경 쓰고, 많이 움직여 물질대사를 원활하게 유지하며, 친절한 사람들과 가까이 지내라.

## 02

## 날씬해지고 싶어요

**살 뺄 목적으로 갑상샘 호르몬 약을 먹어서는 절대로 안 된다!**

갑상샘 호르몬 약을 먹으면 살이 빠질까요?

미리 밝혀두건대, 절대 안 됩니다! 절대! 예전에는, 갑상샘기능저하증(혹은 하시모토병)이면 살이 찌고, 갑상샘기능항진증이면 살이 빠진다는 게 정설이었어요. 갑상샘호르몬 약을 몇 알 먹으면 남아도는 살을 빨리 없앨 수 있다는 생각이 드는 게 사실입니다.

하지만 그렇게 간단하지가 않아요. 진실은 이렇습니다. 갑상샘 기능이 저하되면 열 생성, 산소 소비, 장 활동이 정지되므로 칼로리 필요량이 줄어들고, 전체적인 물질대사 능력이 떨어집니다. 이런 상태에서 건강한 사람과 똑같이 먹으면, 오히려 살이 찔 수 있습니다.

그와 반대로 갑상샘기능항진증이면 열 생성, 산소 및 칼로리 소비가 증가합니다. 또한 설사로 고생할 수 있고요. 하지만 이때 꼭 살이 빠지는 건 아닙니다. 때때로 허기가 폭발하기 때문이죠. 설령 갑상샘기능항진증 환자가 실제로 살이 빠져 지방조직이 줄더라도, 근육도 함께 감소한다는 것이 문제입니다. 지방을 활발히 태우는 물질대사 기관이 바로 근육이기 때문입니다. 갑상샘기능항진증이 성공적으로 치료되면 살은 금세 다시 찝니다.

**살을 뺄 목적으로 갑상샘 호르몬 약을 먹으면 왜 '절대' 안 되죠?**

건강한 사람이 살을 뺄 목적으로 갑상샘호르몬 약을 먹는다면, 심부전증과 혈액순환 장애가 올 수 있고 심하면 사망할 수도 있습니다.

그렇지만 당신에게 갑상샘기능저하증이 나타난다면 의사와 상의하여 갑상샘호르몬 약을 꾸준히 복용해 균형을 잡는 게 필요합니다. 환자가 잘 적응하면, 식습관 변화로도 살을 뺄 수 있습니다. 단, 무작정 굶는 다이어트는 안 됩니다. 그러면 계속해서 근육량과 기초대사량이 줄기 때문입니다.

**1** 좋은 지방산: 도정하지 않은 곡류, 넉넉한 채소, 생선, 견과류, 식물성 기름, 아보카도에 함유된 건강한 지방, 다크초콜릿 한 조각이 세로토닌과 도파민 생성을 늘려 갑상샘 기능을 돕는다.

**2** 단백질을 넉넉하게: 기름기 없는 육류, 생선, 달걀, 유제품, 메주콩 제품, 꼬투리열매는 풍부한 단백질로 물질대사를 촉진한다.

**3** 글루텐을 피하라. 병원에서 확인했듯이, 특히 하시모토병 환자들에게는 글루텐 없는 식단이 이롭다.

**4** 하시모토병이면 특히 주의하자. 가능한 한 요오드가 적게 들어간 음식을 먹어라. 하시모토병 환자 중에는 요오드 소화 장애가 종종 있기 때문이다.

**5** 설탕을 적게 먹어라. 인슐린이 너무 많으면 갑상샘이 마비되므로 달콤한 과일, 과일주스, 탄산음료는 물론, 레몬에이드도 안 된다. 갈증 해소에는 물이 최고다. 차와 커피? 그것도 괜찮다.

**6** 코코넛 기름! 이상하게 들리겠지만 도움이 된다. 코코넛 기름 한 숟가락이 단 음식에 대한 식욕을 떨어뜨린다. 또한, 코코넛 기름 지방산은 면역체계에 긍정적으로 작용하고 물질대사를 돕는다.

## 03

## 내가 지금 우울증인가요?

### 호르몬 장애는 심지어 우울감도 만든다!

우리 가족은 아주 화목해요. 두 아들은 착하게 잘 자랐고, 부부 사이도 아주 좋으며, 남편은 남부러워할 만한 멋진 직업을 가졌어요. 그런데 이상하게 기분이 가라앉고 잠을 설치고 모든 게 다 귀찮을 때가 있어요. 우울증이 시작된 걸까요?

특정 나이가 되면 우리는 우울증에 취약해집니다. 남녀 모두 그래요. 하지만 여성은 특정 호르몬의 영향을 받는 시기가 더 있죠. 예를 들어, 사춘기, 월경, 임신, 출산 이후 얼마간 그리고 갱년기 등등. 물론 살면서 힘든 사건을 겪거나 만성질환이 있으면 우울증이 생기기도 합니다. 그래서 의사들은 언제나 우울증을 다인자 질환으로 봅니다. 치료가 필요할 정도의 우울증을 유발하는 원인은 아주 다양하다는 뜻입니다.

하지만 치료가 필요할 정도로 우울증이 심하면, 환자는 아침에 침대에서 나오지 못하고 직장생활도 더는 할 수 없는 상태가 됩니다. 그러므로 지금 이 경우는 호르몬 때문에 생기는 우울감 같습니다. 이런 우울감 역시 생활의 질에 큰 영향을 미치므로 진지하게 받아들여야 합니다.

우선, 프로게스테론 결핍이 그런 우울감을 유발할 수 있습니다. 프로게스테론은 행복호르몬 세로토닌 생성을 돕고, 정상 수치의 프로게스테론은 항우울제 역할을 합니다. 또한, 통증 감각을 무디게 하고, 여성의 생식기와 뼈를 건강하게 유지해줍니다.

그러나 이 호르몬 수치가 장기적으로 너무 낮게 유지되면, 갑자기 수면 장애가 생깁니다. 여기에 더해 음식을 너무 적게 혹은 너무 많이 먹고, 몸에 좋지 않은 음식을 자주 먹거나 운동을 하지 않으면 물질대사에 문제가 생깁니다. 프로게스테론은 갑상샘 호르몬, 인슐린, 당대사와도 밀접하게 연결되어 있습니다. 하시모토병을 앓는 여성이 또한, 낮은 프로게스테론 농도를 보이는 때도 많습니다. 여기서 의문이 듭니다. 무엇이 닭이고 무엇이 달걀일까요? 프로게스테론 아니면 갑상샘호르몬?

프로게스테론 결핍으로 물질대사가 균형을 잃으면, 온갖 질환이 생깁니다. 여성은 (현재 지배적인) 에스트로겐과 인슐린이 협력하여 지방을 생성하기 때문에 더 빨리 살이 찝니

**물질대사에 미치는 프로게스테론의 영향력은 오랫동안 과소평가되어 온 것이 사실이다.**

다. 특히 복부에 쌓이는 지방은 위험합니다. 복부 지방에 완전히 자립적인 호르몬 공장이 생기고, 여기서 염증 물질을 생산하면서 물질대사는 천천히, 하지만 확실히 균형을 잃어가기 때문입니다. 그러므로 문제가 있다 싶으면 병원에 가서 프로게스테론 수치를 측정해보십시오. 의사가 당신의 증상과 프로게스테론 결핍 사이에 중대한 연관성이 있는지 설명해줄 것입니다.

산부인과 전문의와 천연 프로게스테론 크림 사용에 관해 상의하라. 크림을 피부에 바르면, 프로게스테론은 간을 지나지 않으므로 분해 없이 혈액에 도달하여 지속적이고 확실한 효과를 낸다. 이때 개별적으로 정확한 용량을 맞추는 일이 중요하다.

## 04

## 짜릿함에 중독된 것 같아요

친구가 탈진증후군, 어쩌면 우울증을 앓을까 봐 걱정이에요. 예전에 친구는 늘 위험한 취미를 즐겼어요. 험한 계곡에서 래프팅을 하거나 폭포를 통과하면서 암벽을 오를 때면 언제나 맨 앞에 있었죠. 하지만 몇 주째 얼굴을 보이질 않아요. 늘 피곤하대요. 왜 그럴까요?

아주 특별한 형태의 탈진증후군 같습니다. 친구분은 지금 당장 의사와 상담해야 합니다. 탈진증후군은 정신적으로 지쳐 에너지가 바닥난 상태입니다. 스트레스호르몬 수치가 만성적으로 높아진 결과죠.

친구분이 과거에 아드레날린 중독에 빠졌을 가능성은 없을까요? 이 호르몬은 실제로 마약처럼 효력을 냅니다. 이 호르몬은 스트레스 상황에서 짜릿함을 만들고(화재 진압에 나선 소방관, 응급의사, 지뢰 제거 전문가도 그런 경험을 합니다), 몸과 정신이 빠르게 반응하게 하며, 환희를 얻게 합니다.

하지만 아드레날린 효과는 아주 빨리 가라앉고, 피로감은 금세 몰려와 기운이 빠지므로 쉬어야 합니다. 기분을 좋게 하려고 이런 짜릿함을 계속 원한다면 일상에서 스트레스를 피할 수 없습니다.

> **아드레날린의 짜릿함 그리고 '우와 끝내준다!' 하는 탄성이 나온 후에는 피로감이 온다. 피로감. 그리고 '한 번 더!' 하고 싶은 열망이 뒤따른다.**

그런 사람들은 계속 극단적인 상황에 자신을 던집니다. 만성 스트레스가 3개월 넘게 지속하면 몸이 증상을 보이기 시작합니다. 혈압이 오르고 코르티솔 수치가 높아지며 몸은 늘 초긴장 상태에서 벗어나지 못합니다.

뇌도 피해를 입습니다. 시카고 의과대학교의 과학자들이 11년 전에 알아낸 것처럼 만성 스트레스는 알츠하이머 발병을 촉진할 수 있습니다.

아드레날린 중독을 어떻게 확인할 수 있을까요?

다음 징후들이 힌트를 줄 수 있습니다만, 전형적인 특징은 아닙니다.

- 언제나 정신이 흐리멍덩하고 쉴 때도 컨디션이 그다지 좋지 않다.

- 늘 새로운 과제를 맡거나 마지막 순간까지 일을 미루다가 시간 압박을 받는 편이다.
- 다른 사람과 자주 싸우거나, 상황을 필요 이상으로 극적으로 몰고 간다.
- 스스로 원하는 시간에 휴식을 취하거나 이완하지 못한다.

말했듯이, 이런 징후를 보인다고 해서 모두가 스트레스나 아드레날린에 중독된 상태라고 할 수는 없습니다. 그리고 흥분되는 삶을 산다고 모두가 아드레날린 중독자는 아닙니다. 우리는 모두 어느 정도 아드레날린에 의존하고 있습니다. 아드레날린 자극이 없으면 우리는 스트레스 상황에서 제 실력을 펼치지 못하기 때문입니다. 지금껏 아드레날린이 삶의 동력이 되었다면, 스트레스를 줄이고 주치의 혹은 전문가에게 전문적인 도움을 청하십시오.

## 여유로운 삶을 위한 6계명

**1** 만성 피로감을 주는 질병이 무엇인지 먼저 검진을 받아라. 갑상샘질환, 만성염증 혹은 암세포가 잠복해 있을 수 있다. 정기 건강검진에서 확인하라.

**2** 지속적인 피로와 탈진 증상이 함께 있다면, 정신질환과 명확히 구분하기가 쉽지 않다. 정신의학자, 심리치료사 혹은 심리학자의 도움을 받아라. 특히 우울증이 원인이면 조기 진단과 치료가 중요하다.

**3** 자신의 필요에 더 주의를 기울여라. 건강한 생활방식으로 전환하기만 해도 도움이 된다. 균형 잡힌 건강한 식단을 준비하라. 예를 들어, 탄수화물은 적고 건강한 지방은 많은 '저탄수화물 고지방 식단'이 좋다.

**4** 취침시간을 정확히 지켜라. 10~11시에 잠들고 매일 여덟 시간은 자는 것이 좋다.

**5** 가능한 한 낮에 자주 움직여라. 원한다면 만보기를 사라. 동기부여가 된다.

**6** 두 시간에 한 번씩 짧게 휴식하고(휴대전화에 알람 설정을 해도 된다), 이 시간을 이용해 약 2분간 푸른 자연이나 어린 시절 사진을 보며 심호흡을 해도 좋고, 차를 마시거나 혹은 간단한 요가 동작을 따라 해보라.

## 05

### 아이를 갖고 싶어요

5년 전부터 다낭성난소증후군(PCOS)을 앓고 있어요. 사랑하는 남자와 결혼한 지 3년 되었고 우리는 아이를 간절히 원해요. 하지만 불임 진단을 받았습니다.

**지방과 설탕이 많고 단백질이 적은 식단은 호르몬 균형을 뒤죽박죽으로 만든다.**

그런 진단을 받으셨다니, 충격이 크시겠어요. 제 말이 크게 위로가 되진 않겠지만, 당신만 그런 건 아닙니다. 독일에서만 약 100만 명이 다낭성난소증후군을 앓고 있습니다. 대부분 살짝 과체중이고 만성 생리불순을 겪습니다. 배란이 안 되기 때문이죠. 그러나 그중 3분의 1은 날씬합니다. 3분의 2만 양쪽 난소에서 '다낭성'이라는 이름에 맞게 낭포를 닮은 작은 미성숙 난포들이 보입니다.

뇌하수체가 속임수에 넘어가 난포자극호르몬(FSH)을 너무 적게 생성하기 때문입니다. 난소에서 황체형성호르몬(LH)이 많아져 남성호르몬 테스토스테론 생성이 촉진됩니다. 테스토스테론 효과로 여드름과 수염이 많아지고 머리카락이 더 많이 빠집니다. 이럴 때는 산부인과 혹은 관련 전문의와 상의하십시오!

또한, 난소에 낭포가 없는데도 다낭성난소증후군 증상을 보이는 여성도 있습니다. 그 배후에는 종종 물질대사 문제가 숨어 있습니다. 오늘날 잘 알려졌듯이, 그 원인은 나쁜 설탕이 너무 많고 좋은 지방과 단백질은 너무 적은 식단 때문에 인슐린 수치가 항상 높기 때문입니다. 소시지, 감자칩, 즉석식품 등에서 '나쁜' 지방(포화지방)을 너무 많이 섭취합니다. 또한, 오래전에 '절대 금지 식품'으로 분류했어야 마땅한 설탕 음료, 즉 사이다, 주스, 과일맛 탄산음료를 너무 많이 마신 것도 한몫한 것 같습니다. 의학전문지 『휴먼 리프러덕션』(*Human Reproduction*)에 게재된 하버드 의과대학교의 장기 연구에 따르면, 설탕 음료는 호르몬 순환에 아주 깊이 영향을 미칩니다. 설탕 음료를 하루에 한 캔 반 이상 마신, 9~14세 여학생은 평균 2.7개월 일찍 생리를 시작합니다.

뇌에도 효력을 미치는 물질대사 호르몬 인슐린은 여기서도 중요한 역할을 합니다. 혈당이 과도하게 높으면(고인슐린), 장기적으로 인슐린 저항성이 생깁니다. 그러면 아주 힘들어집니다. 이 단계에 도달한 여성은 제2형 당뇨병을 만날 뿐 아니라, 전혀 다른 문제인 고도비만으로 고생합니다. 다낭성 난소증후군에서 첫 번째 권고는 항상 살 빼기입니다. 그것도 당장!

하지만 살 빼기는 쉽지 않습니다. 체질을 개선해야 하므로 체계적인 식이요법을 써야 합니다. 기본적으로 탄수화물을 줄여야 합니다. 그러니까 당분이 많은 음식은 물론이고 빵, 국수, 감자 같은 포만감을 주는 음식도 가능한 한 먹지 말아야 합니다. 대신에 단백질과 좋은 지방(카놀라유 혹은 아마씨유, 견과류 등) 비율을 높여야 합니다.

**원하는 임신이 잘 이루어지지 않는다면 대개 물질대사 문제가 배후에 숨어 있다.**

산부인과 전문의 혹은 영양학을 잘 아는 의사와 상의하여 당신에게 적합한 식단을 짜는 것이 가장 좋습니다. 그다음엔 이 식단만 잘 지키면 됩니다. 살이 5퍼센트만 빠져도 생식력은 높아집니다!

## 06

## 왜 먹어도 먹어도 배가 고프죠?

**스트레스 과다 혹은 갑상 샘기능저하증 역시 극심한 가짜 배고픔의 원인일 수 있다.**

갑자기 배가 심하게 고 플 때가 자주 있습니다. 그것도 주로 밤에. 그러면 도저히 참을 수 없어요. 덕분에 옷 사이즈가 작년보다 두 치수나 늘었어요!

배고픔에는 진짜와 가짜 두 가지가 있습니다. 예를 들어, 아주 흥미로운 일에 몰두하거나 힘든 과제를 몇 시간 동안 수행한 뒤에 갑자기 배에서 꼬르륵 소리가 나서 몰입이 깨질 때 느끼는 허기는 건강한 진짜 배고픔입니다. 두뇌에서 허기 및 포만 센터가 켜지고 위는 수축합니다. 혈당수치가 크게 떨어집니다. 두뇌의 에너지 공급원은 혈당(글루코제)이므로, 이제 두뇌는 당분이 절실하게 필요하고 그래서 음식을 통해 당분을 공급해달라고 외칩니다.

지금 당장! 배고픔의 존재 이유는 오직 한 가지, 생명 유지입니다. 따라서 이런 배고픔은 정상입니다. 이것은 통제가 가능하고 심지어 억제할 수도 있습니다. 아주 날씬한 사람일지라도, 오랫동안 음식 없이 버틸 수 있습니다.

반면, 건강하지 않은 가짜 배고픔은 억제가 안 됩니다. 또한, 그 원인도 다릅니다. 극심한 가짜 배고픔은 질병, 스트레스, 정신적 문제, 건강에 나쁜 생활방식, 영양결핍 혹은 특정 호르몬 때문에 생길 수 있습니다.

예를 들어, 만성 스트레스는 코르티솔 생성을 높입니다. 이것은 혈당 수치를 높이고 그래서 허기를 느끼지 못합니다. 그러나 급작스럽게 올라간 혈당은 다시 순식간에 곤두박질치고 (단 음식에 대한) 극심한 허기를 느낍니다. 이런 허기를 계속해서 초코바나 과자로 달래면, 악순환이 시작됩니다. 물론, 설탕이나 백밀가루가 함유된 음식은 에너지 부족을 순식간에 채워주기는 합니다. 그러나 이렇게 채워진 혈당은 상승 때와 똑같이 순식간에 고갈됩니다. 즉, 금세 다시 허기를 느낄 수 있습니다.

극심한 가짜 배고픔은 때를 가리지 않습니다. 이런 배고픔이 한밤중에 찾아오면, 일어나 뭔가를 먹어야 다시 잠들 수 있을 정도입니다. 그러면 다음 날 아침에 몹시 피곤한 몸으로 잠에서 깨고 식욕이 없습니다. 이런 상태에서 낮에 음식을 적게 먹었다면, 어쩔 수 없이 한밤중에 다시 극심한 허기가 찾아옵니다.

일정이 빡빡할 때면 어김없이 단 음식과 패스트푸드가 너무너무 먹고 싶어요.

스트레스로 인한 극심한 가짜 배고픔 같네요. 스트레스가 지속하면, 지친 부신은 코르티솔을 더 이상 넉넉하게 생성하지 못합니다. 코르티솔 수치가 장기적으로 낮으면, 혈당 수치도 내려갑니다. 이것이 피로감과 배고픔 신호를 만듭니다. 그리고 이것이 바로 탈진증후군의 첫 번째 징후입니다.

이때 조심해야 합니다. 심근경색이 찾아올 때까지 넋놓고 있으면 안 됩니다. 일 중독에서 벗어나 일상의 넉넉한 휴식과 즐거움을 누리는 생활방식으로 바꿔야만 합니다. 또한, 6~8시간은 숙면하고 신선한 공기를 마시며 운동하십시오. 육아, 직장, 인간관계 사이에서 멀티태스킹 중인 여성이라면 특히 더 명심하십시오. 갑상샘 호르몬이 감소해도 극심한 가짜 배고픔을 일으킬 수 있습니다. 갑상샘에서 갑상샘 호르몬을 너무 적게 생성하면, 혈당 수치가 내려가고 그래서 단 음식에 대한 욕구가 올라갑니다.

**명쾌한 방어전략을 알려드림. 그냥 쉬어라! 기분이 좋아지는 일을 하라! 평소보다 약간 더 자라!**

## 가짜 배고픔을 방어하기 위한 5계명

**1** 공격이 아직 병적이지 않다면, 간단히 방어할 수 있다. 섬유질(뮤즐리, 단맛이 과하지 않은 과일, 통밀빵, 오이나 순무 같은 채소)과 단백질(요구르트, 쿠아르크, 치즈, 달걀)로 구성된 건강한 아침 식사로 하루를 시작하라. 브리검영 대학교 연구진에 따르면, 보상센터는 저녁보다 아침에 더 강하게 반응한다. 저녁에 보상센터가 도파민을 넉넉하게 분비하려면 맛있는 음식을 더 많이 먹어야 한다.

**2** 규칙적으로 먹어라. 균형 잡힌 하루 세 끼가 이상적이다. 탄수화물을 완전히 끊고 싶지 않다면, 기본적으로 좋은 탄수화물을 먹어라. 가령, 백밀빵 대신 통밀빵!

**3** 허기와 갈증은 종종 혼동되므로, 물을 많이 마시면 몸을 속이는 데 도움이 된다.

**4** 간과 신장 질환뿐 아니라 잦은 음주도 심각한 저혈당을 유발할 수 있다. 갑상샘기능저하증이나 벌레 감염(실제로 이런 일이 생길 수 있다. 특히 채소를 직접 기르는 사람이면) 역시 극심한 가짜 배고픔을 유발할 수 있다. 기저질환이 치료되면, 이런 배고픔 공격도 다시 완화된다.

**5** 비타민과 미네랄 결핍이 극심한 가짜 배고픔의 또 다른 원인일 수 있다. 혈액 검사를 통해 결핍 여부를 확인할 수 있다. 균형 잡힌 식사로 부족한 영양소를 채우면(혹은 정도에 따라 약을 먹으면), 웬만한 문제는 해결된다.

## 07

## 어떡하죠, 성욕이 없어요

남편을 정말로 사랑해요. 하지만 남편은 너무 자주 섹스를 원해요. 당연히 원하는 대로 해주고 싶지만, 때로는 정말로 억지로 해요. 그냥 남편만큼 욕구가 생기질 않아요. 이게 정상인가요?

> **자주 포옹하라! 스킨십은 기분을 좋게 하고 관계를 더 돈독하게 한다.**

(애석하게도) 그렇습니다. 물론, 인정하고 싶지 않은 사람도 있겠지만, 남성과 여성의 성욕은 확실히 다르게 작동합니다. 오랫동안 통용되어 온 정설에 따르면, 여성의 첫 번째 관심사는 아이를 만들고 아이를 양육할 '아빠'를 찾는 것입니다. 그러나 오늘날 상식으로 보면 이것은 헛소리나 마찬가지입니다. 여성은 남성과 똑같이 강렬한 성욕을 가졌을 뿐 아니라, 심지어 일부일처제에는 남성보다 적합성이 덜하다고 할

정도입니다. 실제로 2002년 함부르크 에펜도르프 대학병원에서 발표한 연구 결과에 따르면, 남녀관계에서 여성이 남성보다 확실히 더 빨리 열정이 식습니다. 남편은 십여 년이 지난 후에도 여전히 아내에게서 성욕을 느끼는 반면, 아내는 3년 뒤에 벌써 남편에게서 더는 성적 매력을 느끼지 못합니다.

성욕에 영향을 미치는 요인은 아주 많습니다. 생활방식, 판타지, 감정 그리고 가정 교육과 사회문화적 배경이 그러합니다. 순전히 생리학적으로만 보면, 테스토스테론이 성욕에 관여합니다. 남성은 물론이고, 여성도 그렇습니다. 비록 여성의 테스토스테론 수치가 남성보다 훨씬 낮더라도, 여성의 몸은 테스토스테론에 훨씬 더 민감하게 반응합니다. 그러므로 이 지점에서만큼은 남성과 여성이 평등합니다.

그러나 여성의 성욕은 불가피하게 또 다른 호르몬 변동의 영향을 받습니다. 배란 전에 에스트로겐이 다량 분비되면 성욕 역시 최고점에 도달합니다. 반면, 호르몬 방식으로 피임을 하는 여성은 에스트로겐 분비가 높아지지 않고, 분만 뒤와 똑같이 평평해집니다. 그러면 성욕을 억제하는 유즙분비 호르몬 프로락틴이 생성됩니다. 갑상샘 장애도 성욕을 줄입니다. 그리고 섹스에 적대적인 호르몬 변동도 있어서, 타이밍이 매우 중요합니다.

예를 들어, 남성은 언제나 아침에 원합니다. 여성이 아직 잠에서 완전히 깨지 않았는데도 말이죠. 왜 그럴까요? 아침 발기 아니면 야한 꿈 때문에? 사실은 테스토스테론 수치가 아침에 약 30퍼센트 상승하기 때문입니다. 반면, 여성은 머릿속이 자유롭고 마음이 여유로울 때 섹스를 하는 것을 더 편안해합니다. 그렇게 보면, 여성에게 최고의 타이밍은 아침이 아니라 오히려 저녁입니다.

또한, 애석하게도 남성과 여성은 생체리듬 때문에 계절에서도 서로 어긋납니다. 여성은 초봄에 에스트로겐 수치 상승과 함께 성욕이 강해지고, 남성은 여름이 오면 비로소 (혹은 1년 내내 아침에) 성욕이 강해집니다. 또한, 나이 면에서도 여성과 남성이 다릅니다. 남성은 사춘기 이후로 줄곧 성욕이 있습니다. 50세까지 계속 강하다가 그 후 서서히 감소할 수 있습니다. 여성은 다소 늦게 욕구가 커지는데, 대신에 시간이 지날수록 경험이 많아지면서 욕구가 강해집니다. 여성의 성욕은 대략 35세에 최고점에 도달합니다. 그 후 폐경기에 에스트로겐 수치가 감소하고, 난소는 성욕 호르몬인 테스토스테론을 덜 생성합니다. 그러나 여성의 성욕은 언제나 심리적이기 때문에, 폐경에 너무 큰 의미를 둘 필요는 없습니다.

## 남편이 축 처져 있어요

**코르티솔 수치가 너무 높으면 생체리듬이 깨져 수면 장애가 올 수 있다.**

정말 미칠 것 같아요. 남편이 따로 자요. 잠이 오지 않는대요. 그러고는 새벽 3시쯤 텔레비전 앞에서 잠들어요. 낮에는 완전히 녹초 상태이고 정신도 멍한 것 같아요. 회사에서는 팀장이라 책임이 막중한데도 말이죠. 멜라토닌 약을 먹으면 어떨까요? 아니면 수면제가 더 나을까요?

여기서는 두 가지 호르몬이 큰 역할을 합니다. 하나는 과감한 행동을 부추기고 돌진하게 하는 테스토스테론이고, 다른 하나는 스트레스호르몬 아드레날린의 뒤를 이어 지휘봉을 잡는 코르티솔입니다. 성공적인 운동선수와 경영자는 주로 테스토스테론 수치가 높습니다. 대개 두 가지 요인이 있는데, 한편으로 이 남성호르몬이 단호하고 강한 태도를 격려하고, 다른 한편으로 성공 경험이 테스토스테론 재분비를 강화합니다. 그러므로 성공은 자기 강화 현상일 수 있고, 성공한 경영자에게 이것은 정상입니다.

지금까지 잘 견디던 사람이 갑자기 약속을 미루거나 중요한 서류를 찾지 못하고 밤에 편히 쉴 수 없게 되면, 모든 것이 힘들어집니다. 그러면 남편분 같은 상태가 됩니다. 이런 경우에는 멜라토닌 약도 수면제도 도움이 안 됩니다. 직접 주치의와 상의해야 합니다. 아마 코르티솔 수치가 문제일 것입니다. 밤이 되면 원래 완전히 내려가야 할 코르티솔 수치가 과도하게 높아져 있기 때문입니다. 낮에 운동으로 코르티솔 수치를 적극적으로 조절하지 않기 때문에, 긴 근무 뒤에 긴장을 풀고 휴식을 취해야 할 때도 스트레스 호르몬이 계속 과잉 상태입니다. 스트레스 상황 뒤에 "이상 무! 위험이 사라졌습니다. 코르티솔이 넉넉하게 있으니 더 만들지 않아도 됩니다!"라는 보고가 전달되어야 하는데, 그냥 허공에 흩어지고 맙니다. 만성 스트레스, 근심, 시간 압박, (잦은 여행이나 시차부적응에 의한) 장기적인 육체 피로 그리고 지속적인 사회적 압박 역시 코르티솔 수치를 몇 달 이상, 때로는 몇 년 이상 높일 수 있습니다. 이런 해로운 조건에서는 사이뇌의 '제동 효과'가 확실히 떨어집니다. 부신이 뇌의 정지신호를 듣지 않고 코르티솔을 점점 더 많이 분비하는 것이지요. 이것이 나쁜 결과로 이어집니다.

기억력을 담당하는 해마체는 코르티솔에 대단히 취약한데, 이 부위가 코르티솔과 특히 잘 결합합니다. 두뇌의 전체 생화학이 뒤죽박죽됩니다. 이때 신경세포가 죽거나 '번아웃'이라는 말에 맞게 타버립니다. 그러나 죽은 뉴런은 다른 체세포와 달리 재생되지 않습니다.

두 번째 결과로, 급성 부신기능저하는 순환장애 위험을 막대하게 높입니다. 남편분이 '정상적인' 시간에 잠들지 못하고, 낮에도 '정신이 멍한 상태'라면, 절대 무시해선 안 되는 경고 신호를 몸이 보내는 중이므로 반드시 의사와 상의해야 합니다. 수면 부족이 또 다른 스트레스 원인임을 기억해야 하고요. 부신은 특정한 조건에서 회복이 가능하지만 아주 오래 걸립니다.

**스트레스는 부신 기능을 약하게 한다. 첫 번째 경고 신호를 느낀다면 즉시 생활방식을 고쳐라!**

## 부신을 위한 7계명

**1** 스트레스로 인한 질병으로 의심한다면 우선 코르티솔 검사부터 해야 한다. 수치가 높게 나오면 부신을 위한 휴식 프로그램을 반드시 마련해야 한다.

**2** 커피, 차, 니코틴, 술을 중단하라. 상태가 안정되면 에스프레소, 맥주, 포도주 한 잔 정도는 괜찮다.

**3** 생활 리듬을 바꿔라. 10시에 자는 것이 가장 좋다. 충분한 숙면은 부신 재생의 전제 조건이다. 가능한 한 어두운 방에서 잠으로써, 멜라토닌 생성을 자연스럽게 높이는 것이 도움이 된다. 수면은 7~8시간이 이상적이다.

**4** 9시 이후에는 텔레비전과 컴퓨터를 꺼라. 거기서 나오는 인공조명이 멜라토닌 생성을 방해하여 잠을 방해한다.

**5** 최소한 하루 두 번, 10~15분씩 운동하라. 평소 계단을 이용하고, 가까운 곳은 걸어서 가라. 점심에 공원 한 바퀴를 산책하라.

**6** 부신이 지치면, 수분 및 염분 균형도 깨진다. 몸은 나트륨과 물을 잃고 탈수증상을 보인다. 그러므로 하루에 반 티스푼씩 천일염을 섭취하여 부신의 부담을 덜어주어라. 토마토 주스에 소금물을 섞어 마셔도 된다.

**7** 영양 섭취도 중요하다. 영양학자와 상담하거나, 어떤 음식과 영양소가 필요한지 공부하라.